科技创新2030脑科学与类脑研究重大项目（STI2030–Major Projects2021ZD0201900）
首都卫生发展科研专项重点攻关项目（首发2024–1–4112）

失眠认知行为治疗
实操手册

主　审　陆　林　唐向东
主　编　孙洪强　胡思帆　李　韵

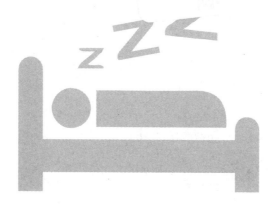

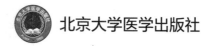
北京大学医学出版社

SHIMIAN RENZHI XINGWEI ZHILIAO SHICAO SHOUCE

图书在版编目（CIP）数据

失眠认知行为治疗实操手册 / 孙洪强，胡思帆，李韵主编. -- 北京 : 北京大学医学出版社，2025. 3.
ISBN 978-7-5659-3328-8

Ⅰ. R749.705-62

中国国家版本馆CIP数据核字第2025G815V8号

失眠认知行为治疗实操手册

主　　编：孙洪强　胡思帆　李　韵

出版发行：北京大学医学出版社

地　　址：（100191）北京市海淀区学院路 38 号　北京大学医学部院内

电　　话：发行部 010-82802230；图书邮购 010-82802495

网　　址：http://www.pumpress.com.cn

E - m a i l：booksale@bjmu.edu.cn

印　　刷：北京瑞达方舟印务有限公司

经　　销：新华书店

责任编辑：袁帅军　　责任校对：靳新强　　责任印制：李　啸

开　　本：710mm×1000mm　1/16　印张：13.75　字数：220 千字

版　　次：2025 年 3 月第 1 版　2025 年 3 月第 1 次印刷

书　　号：ISBN 978-7-5659-3328-8

定　　价：58.00 元

本书由

北京大学医学出版基金资助出版

编者名单

主　　审　陆　林　唐向东

主　　编　孙洪强　胡思帆　李　韵

编　　委　（按姓氏笔画排序）

王广海　王育梅　毛洪京　任　蓉

孙洪强　李　韵　李　静　时　媛

张　斌　陆　林　胡思帆　唐向东

编写单位　北京大学第六医院

汕头大学精神卫生中心

上海交通大学医学院附属上海儿童医学中心

四川大学华西医院

南方医科大学南方医院

山东第一医科大学附属省立医院

浙江大学医学院附属精神卫生中心

四川省人民医院

编写秘书　王　丽

前　言

　　失眠是最常见的睡眠问题之一，不仅影响个人的工作和生活，还会引发一系列躯体和精神疾病，造成沉重的社会负担。然而大多数失眠患者并未得到安全、有效的治疗。因此，重视对失眠的治疗是保障全民身心健康的重要举措。

　　服用镇静催眠药是治疗失眠的一个常用方法，但长期使用存在耐受性和依赖性的问题，且解决不了引起失眠的根本原因。失眠认知行为治疗（cognitive behavioral therapy for insomnia，CBT-I）是目前临床实践中针对慢性失眠的一线治疗方法，具有安全、有效等优点。

　　通过对失眠患者进行充分的了解和评估，从睡眠卫生健康教育、睡眠限制、刺激控制、认知重建、放松训练五个方面着手，采取相应的行为和认知的干预，不仅可以改变失眠患者的不良心理和行为，还可以增强患者自我控制失眠的信心。对于慢性失眠，CBT-I 的疗效与镇静催眠药相当，长期治疗效果更佳，不仅能持续地改善入睡潜伏期和入睡后觉醒时间，而且对睡眠效率的改善更加明显。美国医师学会、美国睡眠医学学会、中国睡眠研究会等都建议将CBT-I 作为慢性失眠治疗的首选方案，这是贯穿失眠治疗始终的一种专门针对失眠的心理行为治疗方法，也有助于减停镇静催眠药。CBT-I 在致力于改善使睡眠问题长期存在的不合理信念的同时，也强调改善睡眠的不良行为，"想法"和"行为"双管齐下，更好地改善不良的睡眠模式。

　　然而，CBT-I 存在治疗周期长、对治疗师及治疗环境要求较高、收费高等因素，导致其可及性较差。为此，我们制定了 CBT-I 实操手册，希望能让更多备受失眠困扰的人获得专业规范的治疗。

　　本手册分为两部分。第一部分对 CBT-I 实操技术理论进行了梳理和讲解，为实践提供了理论支撑。第二部分为具体操作技术示例和典型案例，通过实际案例展示理论的应用方式与场景，以帮助读者将理论与实际操作相结合，更好地理解和掌握相关知识与技能，进而能够在实际情境中灵活运用达到预期目标。

孙洪强　胡思帆　李韵

目 录

第一部分
实操技术理论

第 6 次访谈　疗效评估

第二部分
具体操作技术示例与典型案例

具体操作技术示例

典型案例

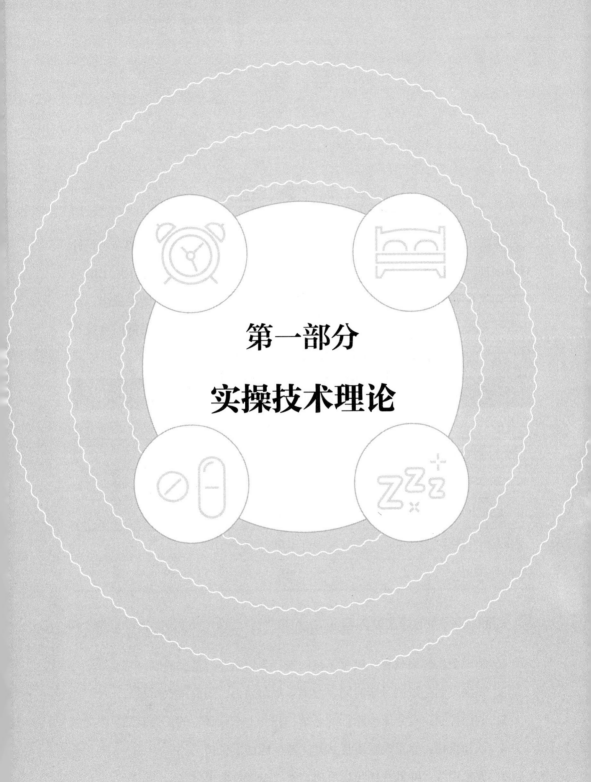

第一部分

实操技术理论

导　读

一、治疗模式概述

失眠认知行为治疗（cognitive behavioral therapy for insomnia，CBT-I）是针对病因进行的治疗，虽然需要等待疗效，但安全性高，无明显副作用。CBT-I的长期疗效明显优于药物治疗。因此《中国失眠障碍综合防治指南》提出，对于慢性失眠，应该首选失眠认知行为治疗，将药物的应用限制在最低的有效剂量和最短的维持时间。药物治疗和失眠认知行为治疗对比如下：

药物治疗	失眠认知行为治疗
对症治疗为主，治标	对因治疗为主，治本
起效快，可快速缓解症状	起效慢，2～4周逐步起效
对绝大部分来访者疗效显著	在合适的人群中，有效率为70%～80%
有一定的副作用	安全性高，一般无副作用
部分人群停药后会反弹或加重	长期疗效优于药物
存在成瘾风险	阶段性治疗

失眠认知行为治疗主要内容

1. 睡眠卫生健康教育：改善不良睡眠行为，营造舒适的睡眠环境。

2. 睡眠限制：限制卧床时间，增强睡眠驱动力，提高睡眠质量。

3. 刺激控制：重建床与睡眠的联结，建立上床就睡觉的正性刺激。

4. 认知重建：修正失眠不良认知，减少睡前不良情绪。

5. 放松训练：降低身体焦虑反应，解放思维负面束缚。

📝 了解来访者治疗动机

请评估来访者的治疗动机，"0"表示一点也不愿意进行失眠认知行为治疗，"10"表示十分愿意进行失眠认知行为治疗。

0	1	2	3	4	5	6	7	8	9	10

说明： 在进行失眠认知行为治疗时，了解来访者的治疗动机极为关键。这能预测其治疗依从性，意愿强烈的来访者大概率会按时参与治疗、认真执行治疗任务。明确治疗动机有助于治疗师与来访者共同设定治疗目标，合理规划治疗进度，为治疗的顺利进行奠定基础。

二、治疗流程

📑 失眠认知行为治疗的主要流程

主要内容	方法	目的
第1次访谈——治疗前评估（30～60分钟）		
临床评估	访谈	了解来访者基本情况，诊断并排除其他睡眠障碍
问卷评估	失眠与情绪的评估	明确来访者失眠的严重程度和情绪状况
发现"3P"因素评估	访谈	评估来访者失眠的原因
介绍睡眠日记	告知睡眠日记记录方法	评估来访者睡眠模式，发现个体特点
来访者对治疗师评价	对治疗关系和治疗质量评价	建立治疗联盟
第2次访谈——睡眠限制与睡眠卫生健康教育（45～60分钟）		
总结睡眠日记	评估睡眠日记填写情况	及时了解来访者依从情况
睡眠卫生健康教育	进行睡眠卫生健康宣教	纠正来访者干扰睡眠的行为

续表

主要内容	方法	目的
介绍睡眠限制	介绍睡眠限制原理	增强来访者睡眠驱动力，固定节律
制定睡眠处方	基于咨询目标设定上床时间与起床时间	了解来访者睡眠情况，开具睡眠处方
问卷评估	失眠与情绪评估	疗效评价
来访者对治疗师评价	对治疗关系和治疗质量评价	发现问题，及时修正

第 3 次访谈——刺激控制（45~60 分钟）

总结睡眠日记	评估来访者是否按照睡眠处方进行作息	了解来访者睡眠处方执行情况
介绍刺激控制	介绍刺激控制原理	建立来访者床和睡眠的条件反射
更新睡眠处方	基于睡眠效率，根据睡眠需求，更新睡眠处方	稳定节律，增强睡眠驱动力
问卷评估	失眠与情绪评估	疗效评价
来访者对治疗师评价	对治疗关系和治疗质量评价	维护良好治疗关系

第 4 次访谈——认知重建（45~60 分钟）

总结睡眠日记	评估来访者是否按照睡眠处方进行作息	了解来访者睡眠处方执行情况
介绍认知重建	识别负性睡眠信念，进行纠正	巩固疗效
更新睡眠处方	基于睡眠效率，根据睡眠需求，更新睡眠处方	稳定节律，增强睡眠驱动力
问卷评估	失眠与情绪评估	疗效评价
来访者对治疗师评价	对治疗关系和治疗质量评价	发现问题，及时调整

第 5 次访谈——放松训练与减药计划（45~60 分钟）

总结睡眠日记	评估来访者是否按照睡眠处方进行作息	了解来访者睡眠处方执行情况
制订减药计划	每周减原有镇静催眠药的 25%	减少成瘾风险，降低复发率
介绍放松训练	深呼吸、意象训练等	放松身心，改善情绪
更新睡眠处方	基于睡眠效率，更新睡眠处方	稳定节律，增强睡眠驱动力

续表

主要内容	方法	目的
问卷评估	失眠与情绪评估	疗效评价
来访者对治疗师评价	对治疗关系和治疗质量评价	来访者识别问题，及时调整
第6次访谈——疗效评估（30~60分钟）		
总结睡眠日记	全面回顾治疗，总结来访者治疗获益，讨论如何维持治疗效果，介绍预防复发的策略和方法	尽量减少失眠维持因素；制定积极主动的策略以巩固疗效
问卷评估	失眠与情绪评估	疗效评价
来访者对治疗师评价	对治疗关系和治疗质量评价	总结反馈

第1次访谈
治疗前评估

准确的评估是治疗失眠的第一步！

第1次访谈主要内容（时间：30~60分钟）

----

1. 了解来访者基本情况

2. 失眠问题的临床评估

3. 睡眠、情绪及相关情况的问卷评估

4. 发现失眠的"3P"因素

5. 介绍睡眠日记

6. 来访者对治疗师评价

7. 首次访谈小结与内容核对

一、了解来访者基本情况

> **说明：** 为系统、快速、全面了解来访者的情况，让访谈沟通与治疗更有针对性，须提前准备如下表格。若由来访者填写，请引导其如实填写；若由治疗师采集信息，请严格按要求耐心询问并详细记录，保证信息准确、完整。

姓名：_____ 姓名首字母缩写：_____

性别：□男 □女 年龄：_____岁

民族：□汉族 □其他 详述_____

宗教信仰：□无 □佛教 □其他 详述_____

婚姻状况：□未婚 □已婚 □丧偶 □离婚 □其他 详述_____

床伴：□无 □1个 □2个 □其他 详述_____

床伴的睡眠情况：□正常 □打鼾 □睡觉时拳打脚踢 □失眠
　　　　　　　　□其他_____

性取向：□同性 □异性 □双性 □不确定

您的职业情况：□无业 □待业 □在职 □退休

职业（具体职业）：_____（如已退休填写退休前的职业）

年收入：_____

医保情况：□无 □本地医保 □异地医保 □公费医疗
　　　　　□其他_____

抚养方式：□父母抚养 □隔代抚养 □领养 □其他_____

居住方式：□独居 □集体宿舍 □与家人同住 □其他_____

与父母关系：□好 □一般 □差 □不适用

兄弟姊妹关系：□好 □一般 □差 □不适用

与同学、同事关系：□好 □一般 □差 □不适用

夫妻关系：□好　□一般　□差　□不适用

与子女关系：□好　□一般　□差　□不适用

饮酒习惯：□是　□否

习惯饮酒的时间：_____　　饮用量：_____毫升 / 次

吸烟习惯：□是　□否

习惯吸烟的时间：_____　　吸烟量：_____支 / 日

喝茶习惯：□是　□否

习惯喝茶的时间：_____　　饮用量：_____毫升 / 次

喝含咖啡因类饮料的习惯（可乐 / 咖啡）：□是　□否

习惯饮用的时间点：_____　_____毫升 / 次

精神活性物质或成瘾物质接触史：□否　□是　详述_____

文化程度：□文盲　□小学　□初中　□高中或中专　□本科或大专

　　　　　□硕士　□博士

运动习惯：□无　□有_____

习惯运动类型：□有氧_____　　□无氧_____

□散步　□快走　□慢跑　□竞走　□游泳

□骑自行车　□打太极拳　□跳舞　□做韵律操

□跳绳　□打篮球　□踢足球　□其他_____

习惯运动的时间：_____（一天中运动的开始和结束时间）

近 1 年平均每日的运动量（步数）：_____

睡前 3 小时内运动的习惯：□无　□有_____（偶尔、有时、经常、总是）

（退休前）是否上夜班：□无　□有_____次 / 月

工作日习惯上床睡觉的时间：_____　起床时间：_____

周末习惯上床睡觉的时间：_____　起床时间：_____

午睡（午休）习惯：□无　□有_____（注意：习惯躺在床上午休，即使没睡着也算有午睡习惯）

习惯午睡（午休）时间：_____

习惯午睡（午休）时长：_____

近 1 年睡觉时是否做梦：□是　□否

做梦频率：□每年 1 次或几次　□每个月 1 次或几次　□每周 1~2 次
　　　　　□每周 3 次或以上

梦中是否能够感知到自己在做梦：□是　□否

近 1 年睡觉时是否做噩梦：□是　□否

做噩梦频率：□每年 1 次或几次　□每个月 1 次或几次
　　　　　　□每周 1~2 次　□每周 3 次及以上

睡前是否有看电子产品的习惯：□无　□有_____（一般睡前几小时开始）

夜间睡不着时有看时间的习惯：□无　□有_____（偶尔、有时、经常、总是）

对睡眠总时间的要求：□无　□有_____小时

假如当晚更换为陌生的睡眠环境，您的睡眠情况是：

□睡得跟平常一样　□睡得比平常要差　□睡得比平常要好

更换睡眠环境后，睡眠的变化程度是（分数越高表示变化程度越高，请根据来访者实际情况进行评估）：

0	1	2	3	4	5	6	7	8	9	10

说明：该项分数越高，越需要后期在进行刺激控制时强调床与睡眠的条件反射。

是否接受过心理治疗：□无　□有　详述_____

二、失眠问题的临床评估

（一）症状

> **说明**：如出现下列第 5～10 项的睡眠问题，则建议来访者在必要时完善多导睡眠监测。

在睡眠环境适宜的前提下，评估来访者出现的睡眠问题。

☐ 1. 入睡困难（从躺在床上准备睡觉到睡着所需时间 ≥ 30 分钟）

☐ 2. 睡眠维持困难（每晚醒来次数 ≥ 2 次，或醒来 30 分钟后难以再次入睡）

☐ 3. 早醒，且醒后难以入睡（比习惯起床时间早醒 30 分钟及以上）

☐ 4. 睡眠节律紊乱，习惯就寝时间早于 21:00 或晚于夜里 1:00，习惯起床时间早于 5:00 或晚于 22:00

☐ 5. 睡前腿不适

☐ 6. 睡眠过程中腿抽筋

☐ 7. 睡眠过程中出现拳打脚踢或手舞足蹈等异常行为

☐ 8. 噩梦

☐ 9. 磨牙

☐ 10. 打鼾

☐ 11. 嗜睡

☐ 12. 其他_____

（二）严重程度

失眠对白天生活的影响

☐ 1. 担心 / 紧张

☐ 2. 容易犯错

□ 3. 注意力不集中

□ 4. 记忆力下降

□ 5. 烦躁

□ 6. 疲劳

□ 7. 犯困

□ 8. 易激惹

□ 9. 做事主动性下降

□ 10. 对睡眠状况不满意

□ 11. 行为紊乱，如攻击性强、冲动性强等

□ 12. 其他_____

（三）病程

首发年龄（达到失眠障碍的诊断标准）：_____

总病程：_____

本次发作时每周出现失眠的次数：_____

本次发作的病程：_____

（四）个人特点

睡眠障碍家族史：□无　□有_____（需了解具体的疾病名称和患病人员）

精神疾病家族史：□无　□有_____（需了解具体的疾病名称和患病人员）

病前性格：□外向　□内向　□敏感　□压抑　□追求完美

　　　　　□思虑过多　□较真　□要强　□其他_____

最近 3 个月重大生活事件：□无　□有　请描述_____

（五）疾病史

1. 了解来访者精神疾病情况

□无　□抑郁障碍　□双相情感障碍　□精神分裂症

□广泛性焦虑障碍　□强迫障碍　□其他_____

是否首发　□是　□否_____

药物名称		目前使用剂量	近2周药物是否有调整	备注（调整情况）
精神药物（不含镇静催眠药）的使用情况			□有　□无	
			□有　□无	
			□有　□无	
精神药物（不含镇静催眠药）的使用情况			□有　□无	
			□有　□无	
			□有　□无	
			□有　□无	
镇静催眠药（苯二氮䓬类以及非苯二氮䓬类药物）的使用情况			□有　□无	
			□有　□无	
			□有　□无	
			□有　□无	
			□有　□无	
			□有　□无	

请根据来访者的主观感受，评估来访者对镇静催眠药的抵触程度（"0"表示一点也不抵触，"10"表示十分抵触）。

0	1	2	3	4	5	6	7	8	9	10

请根据来访者的主观感受，评估来访者减停镇静催眠药的意愿（"0"表示一点也不愿意减停镇静催眠药，"10"表示十分愿意减停镇静催眠药）。

0	1	2	3	4	5	6	7	8	9	10

> **说明：** 明确来访者对镇静催眠药的抵触程度及减药意愿，有利于精准调适治疗方案，增强来访者对 CBT-I 的治疗依从性。通过调整来访者对药物的不合理认知和顾虑，达到治疗目标。

2. 了解来访者躯体疾病情况

□无　□有＿＿＿＿＿＿

躯体疾病	药物名称	目前使用剂量	近2周药物是否有调整	备注（调整情况）
			□有　□无	
			□有　□无	
			□有　□无	
			□有　□无	
			□有　□无	

（六）体格检查

颈围＿＿＿＿＿cm　腰围＿＿＿＿＿cm　血压＿＿＿＿＿mmHg

身高＿＿＿＿＿cm　体重＿＿＿＿＿kg　BMI＿＿＿＿＿kg/m^2

> **说明：** 了解上述信息，识别阻塞性睡眠呼吸暂停的高危因素，必要时需告知来访者进行多导睡眠监测，排除相关睡眠疾病。

（七）多导睡眠监测（PSG）

既往是否已进行多导睡眠监测？

如有，需了解多导睡眠监测结果：＿＿＿＿＿＿＿＿＿＿＿＿＿＿

（八）诊断

基于上述情况，睡眠问题是否满足《精神障碍诊断与统计手册（第5版）》（DSM-5）失眠障碍的诊断标准？□是　□否请在符合的条目前打勾"√"。

☐ 1. 主诉对睡眠时间或质量不满意，并伴有以下一种或多种症状

    ☐ A. 入睡困难

    ☐ B. 睡眠维持困难，表现为频繁觉醒或觉醒后无法入睡

    ☐ C. 早醒并无法再度入睡

☐ 2. 睡眠障碍（或相关的日间疲惫感）引起了明显的苦恼或在社交、职业、教育、学业、行为或其他重要方面的社会功能缺损

☐ 3. 每周至少发生 3 次

☐ 4. 持续至少 3 个月

☐ 5. 尽管睡眠机会充足，仍入睡困难

☐ 6. 失眠不能更好地被其他睡眠障碍所解释，也不发生于其他睡眠障碍（如发作性睡病、与呼吸相关的睡眠障碍、睡眠－觉醒节律障碍和异态睡眠）病程中

☐ 7. 失眠不可归因于某种物质引起的生理效应（如药物滥用、治疗药物）

☐ 8. 共存的精神障碍或身体状况无法充分解释失眠主诉

> **说明：** 治疗师须注意，并不是所有前来寻求治疗的来访者都已明确诊断，因此使用上述内容，准确判断来访者失眠状况以及是否适合 CBT-I，这是治疗工作开展的关键起点。

三、睡眠、情绪及相关情况的问卷评估

（一）必做项目

> **说明：** 使用以下问卷、量表，快速帮助治疗师了解来访者的睡眠心理状况。

1．失眠严重程度指数量表（Insomnia Severity Index, ISI）

2．睡眠信念和态度量表（Dysfunctional Beliefs and Attitudes about Sleep Scale, DBAS）

3．患者健康问卷（Patient Health Questionnaire-9, PHQ-9）

4．广泛性焦虑量表（Generalized Anxiety Disorder-7, GAD-7）

（二）可选项目

> **说明：** 可根据来访者的个体特点，选取相应的问卷、量表进行信息采集。

1．简易精神状态检查量表（Mini-Mental State Examination，MMSE）

2．匹兹堡睡眠质量指数量表（Pittsburgh Sleep Quality Index, PSQI）

3．福特应激失眠反应测验（Ford Insomnia Response to Stress Test, FIRST）

4．清晨型 - 夜晚型量表（Morningness-Eveningness Questionnaire, MEQ）

5．Epworth 嗜睡量表（Epworth Sleepiness Scale, ESS）

6．多维梦境问卷（Multidimensional Dream Inventory, MDI）

7．睡眠卫生知识量表（Sleep Hygiene Knowledge Scale, SHKS）

8．睡眠卫生习惯量表（Sleep Hygiene Practice Scale, SHPS）

9．不宁腿综合征量表（Restless Legs Syndrome Rating Scale, RLSRS）

10．汉密尔顿抑郁量表（Hamilton Depression Scale-24, HAMD-24）

11．汉密尔顿焦虑量表（Hamilton Anxiety Scale, HAMA）

12．疲劳严重度量表（Fatigue Severity Scale, FSS）

13．明尼苏达多相人格调查表（Minnesota Multiphasic Personality Inventory, MMPI）

14．症状自评量表（Symptom Checklist-90, SCL-90）

四、发现失眠的"3P"因素

"3P"因素包括易感因素（predisposing factor）、诱发因素（precipitating factor）和维持因素（perpetuating factor）。

易感因素	诱发因素	维持因素	备注（其他）
生物学层面 □从小就睡不好 □父亲或母亲失眠 □女性 □其他_____	**特殊时期** □新婚期 □妊娠期 □围产期 □哺乳期 □更年期 □老年期 □其他_____	**行为应对模式** □白天睡太多 □白天活动不足 □白天躺着时间太久 □过晚饮用含咖啡因的饮料 □过多饮用含咖啡因的饮料 □其他_____	
社会因素层面 □与床伴的睡眠时间表不同步 □由于社会/工作压力导致的不良睡眠时间表 □其他_____	**睡眠环境变化** □倒班 □熬夜加班 □假期作息不规律 □更换睡眠环境（如搬家） □其他_____	**思维模式** □早上赖床，延后起床时间 □太早上床 □睡眠时间不规律 □缺乏规律的光照 □饮食不规律 □其他_____	
心理因素层面 □性格易焦虑 □思虑过多 □完美主义人格 □其他_____	**生活事件** □工作压力大 □学习压力大 □生活压力大 □婚姻问题 □亲子教育 □家庭变故（如生病） □人际关系紧张 □其他_____	**其他** □工作到太晚，无法放松下来 □躺在床上做与睡眠无关的事情，如玩手机，吃东西等 □过度担心睡眠 □睡前或躺在床上过度担心和思虑（生活中的烦恼） □强光、噪声等睡眠环境干扰 □半夜看时间 □太"用力"入睡 □晚上剧烈运动 □其他_____	

五、介绍睡眠日记

睡眠日记的记录方法：每天起床后，记录前一天的睡眠情况。

睡眠日记

（请在起床后通过回忆填写昨天起床至今晨起床之间的情况）

		年月日 （24 小时制）	年月日	年月日	年月日	年月日	年月日
1	昨晚几点上床？	20:00					
2	几点开始尝试睡觉？	21:00					
3	大约用了多长时间睡着？（分钟）	30					
4	大约几点睡着？	21:30					
5	睡着后，醒了多少次？（不算末次起床）	2					
6	中间醒来一共大约多长时间？（分钟）	20					
7	今天早上几点醒？	6:00					
8	最终几点起床？	7:00					
9	昨晚是否服用镇静催眠药入睡？ （0= 否；1= 是）	1					
	如果有，请写出药物名称和用量，如唑吡坦（思诺思）1 片	唑吡坦（思诺思） 1 片					
10	您昨晚的睡眠质量如何？（1= 非常差；2= 差；3= 一般；4= 好；5= 非常好）	4					
11	昨天是否午休？（0= 否；1= 是）	1					
	昨天一共午休多长时间？（分钟）	30					
12	昨天除午休外是否补觉？（0= 否；1= 是）	1					
	如果是，请写出补觉时长（分钟）	40					
13	昨晚睡前看手机的总时长（分钟）	30					
14	昨天是否饮用含咖啡因饮料（可乐 / 咖啡 / 茶）或饮酒？（0= 否；1= 是）	1					
	一共喝了多少？	咖啡 500 毫升； 可乐 200 毫升					
	如有，请写上最后一次饮用时间	10:30					

续表

		年月日 （24小时制）	年月日	年月日	年月日	年月日	年月日
15	昨天运动类型	步行					
	运动开始时间	19:00					
	运动总时长（分钟）	30					
16	昨天户外光照开始时间	7:00					
	光照总时长（分钟）	30					
17	备注（若需要）	我感冒了					

六、来访者对治疗师评价

说明：在首次访谈后收集来访者对治疗师的评价，能快速校准治疗方案。治疗师可借此了解来访者对本次治疗相关的感受。这有助于在治疗初期建立良好互动，为后续治疗的顺利推进奠定基础。因此，请治疗师告知来访者，按照提示语，进行真实客观的评价。

请来访者根据实际情况对本次访谈相关内容进行评价，鼓励来访者表达真实感受。

请来访者评价本次访谈的质量（分数越高，质量越高）。

0	1	2	3	4	5	6	7	8	9	10

请评估来访者对本次访谈的满意程度（分数越高，越满意）。

0	1	2	3	4	5	6	7	8	9	10

请评估来访者接下来的治疗意愿（"0"表示一点也不愿意继续治疗，"10"表示十分愿意继续治疗）。

0	1	2	3	4	5	6	7	8	9	10

七、首次访谈小结与内容核对

> **说明：** 此项内容有助于在访谈结束时，快速了解本次访谈是否完成规定的内容。

是否已完成以下相应的内容？

1. 了解来访者基本情况　　　　　□是　□否

2. 失眠问题的临床评估　　　　　□是　□否

3. 睡眠、情绪及相关情况的问卷评估　□是　□否

4. 发现失眠的"3P"因素　　　　□是　□否

5. 介绍睡眠日记　　　　　　　　□是　□否

6. 来访者对治疗师评价　　　　　□是　□否

第2次访谈
睡眠限制与睡眠卫生健康教育

认识睡眠是改善睡眠的基础，行为调整是缓解失眠的良方。

第2次访谈主要内容（时间：45~60分钟）

----

1. 总结睡眠日记

2. 睡眠卫生健康教育

3. 介绍睡眠限制

4. 制定睡眠处方

5. 睡眠、情绪及相关情况的问卷评估

6. 总结与答疑

7. 来访者对治疗师评价

8. 第2次访谈小结与内容核对

一、总结睡眠日记

> **说明：** 通过总结睡眠日记，了解来访者睡眠模式特点，并根据相应影响睡眠活动的行为，给予针对性的睡眠卫生健康教育。通过了解来访者入睡情况、睡眠和卧床时间等，为制定睡眠处方提供依据。通过了解运动、使用电子设备、喝咖啡等，发现影响睡眠的不良行为等。

日期范围：从_____至_____

平均上床时间	
平均尝试睡觉的时间	
平均用了多长时间睡着（分钟）	
平均觉醒次数	
平均觉醒时长（分钟）	
平均早上醒来时间	
平均早上起床时间	
平均卧床时长（分钟）	
平均睡眠时长（分钟）	
平均睡眠效率	
平均睡前看手机时长（分钟）	
平均白天卧床时长（分钟）	
平均运动量（运动步数）	
不良睡眠习惯 / 行为	

二、睡眠卫生健康教育

睡眠卫生健康教育是对睡眠习惯和睡眠卫生知识的指导，旨在帮助来访者加深对自身睡眠习惯的认识，养成良好的睡眠习惯，减少和排除干扰睡眠的各种情况。

（一）环境层面

保持卧室安静、整洁、舒适，光线、温度、湿度适宜。舒适、安静的睡眠环境能减少夜间觉醒的可能性。睡眠环境过冷或过热都可能影响睡眠。

（二）生活方式层面

1. 饮食

（1）午饭后不喝咖啡、浓茶。咖啡类食物（咖啡、茶、可乐、巧克力等）会引起入睡困难、夜间觉醒及睡眠浅。即使是在一天中的早些时候摄入咖啡因也可能会影响夜间睡眠（存在个体差异，咖啡因的半衰期为 3～20 小时，一般成年人咖啡因的平均半衰期为 5 小时左右）。

（2）睡前 6 小时不喝酒，不吸烟。尽管饮酒能帮助紧张的人更易入睡，但会引起夜间觉醒，使睡眠片段化。而尼古丁是一种兴奋剂，当有睡眠障碍时，尽量不要夜间吸烟影响睡眠。

（3）睡前避免吃太多，喝太多。规律进餐，且不要为了避免夜间起床上厕所而空腹上床，就寝前不要喝太多水。

2. 活动

（1）规律锻炼有助于减轻入睡困难并加深睡眠，但睡前 3 小时内不建议做剧烈运动。

（2）睡前不看连续剧、小说，不打麻将、扑克或其他引起兴奋的事情。

（3）睡前避免看恐怖性的书籍或影视，避免与人争论。

（4）如果在半夜醒来，不要看时间，继续睡觉。

（5）在早些时间解决自己的问题或制订第二天的计划。不把"问题"带上床，因为会干扰入睡，并导致睡眠浅。

（6）不要努力强迫自己入睡，睡不着的时候，打开灯，离开卧室，做一些让人放松的事情。

（7）把闹钟放到看不到的地方。夜间反复看时间会有挫败感、愤怒和担心，这些情绪会干扰睡眠。

3. 睡眠节律

（1）只需睡到第二天恢复精力即可。

（2）每天同一时间起床和就寝，能帮助建立"生物钟"。

（3）避免白天打盹，否则可能会导致片段睡眠和睡眠浅。

（4）白天保持清醒状态有助于夜间睡眠。睡眠受到"睡眠驱动力"的影响，睡眠驱动力会随着觉醒时间的增加逐渐累积，入睡后会迅速下降。

三、介绍睡眠限制

（一）什么是睡眠限制？

睡眠限制，从理论上讲是限制夜间卧床时长基本等于睡眠时长。

通过缩短卧床时长使来访者睡眠驱动力增加，从而提高睡眠效率，并根据睡眠效率增减卧床时长。更为重要的是，睡眠驱动力主要由觉醒时间和程度来决定。过多的卧床时长不可避免地降低了次晚的睡眠驱动力，使得睡眠更加困难。长此以往，则成为推动失眠持续存在的原因。限制卧床时长，则会增加睡眠驱动力，改善睡眠状况。

减少卧床觉醒时长包括哪些？

1. 从上床到实际睡着之间的时长。

2. 夜间醒来的时长。

3. 早上醒来赖床的时长。

（二）如何进行睡眠限制？

1. 先记录 1 周的睡眠日记。

2. 根据睡眠日记计算出该周每晚的平均卧床时长、总睡眠时长和睡眠效率。

3. 根据睡眠时间和理想的睡眠效率（≥90%）计算来访者的卧床时长（睡眠时长 / 睡眠效率），与来访者商议双方能接受的睡眠处方，规定上床时间和起床时间。

4. 根据上述原则，通过周期性调整卧床时长，直至达到目标睡眠时长。

（三）注意事项

1. 白天尽量不要午睡，不管多困都要避免睡觉，困倦时转移注意力。特殊情况下，午睡不能超过 30 分钟。

2. 白天任何时间禁止坐在床上或者躺下闭目养神等与睡眠相关的行为。

3. 短期睡眠剥夺可能会导致第二天不适，但一般坚持 2 周左右来访者可以开始获益。

4. 在此期间建议不要进行驾驶、高空作业等。

（四）来访者对睡眠限制的理解程度

> 说明：了解来访者对睡眠限制的理解程度，有助于分析来访者对睡眠处方的依从性。

请根据来访者实际感受，评估来访者对睡眠限制方法的理解程度（分数越高表示越理解）。

0	1	2	3	4	5	6	7	8	9	10

四、制定睡眠处方

根据睡眠日记情况，沟通并制定睡眠处方。

（以下内容，如未提供，请填"无"）

上床时间：_____　起床时间：_____

光照时间：_____　避光时间：_____

运动时间：_____

请根据来访者实际感受，评估来访者执行当前睡眠处方的可能性（分数越高表示越可能执行）。

0	1	2	3	4	5	6	7	8	9	10

> **说明：** 通过此项评估有助于预判治疗进程。若完成或执行的可能性高，治疗顺利推进，疗效越好；若执行可能性低，必要时可激发动机，调整治疗策略。

五、睡眠、情绪及相关情况的问卷评估

（一）必做项目

> **说明：** 本次仅需进行 ISI 评估，了解来访者失眠严重程度。

失眠严重程度指数量表（ISI）

（二）可选项目

> **说明：** 可根据来访者个体特点，选择相应的问卷、量表进行评估。

1. 患者健康问卷（PHQ-9）

2. 匹兹堡睡眠质量指数量表（PSQI）

3. 广泛性焦虑量表（GAD-7）

4. 清晨型 – 夜晚型量表（MEQ）

5. Epworth 嗜睡量表（ESS）

6. 多维梦境问卷（MDI）

7. 不宁腿综合征量表（RLSRS）

8. 汉密尔顿抑郁量表（HAMD-24）

9. 汉密尔顿焦虑量表（HAMA）

10. 疲劳严重度量表（FSS）

六、总结与答疑

在治疗结束前，治疗师对本次访谈进行总结，并给来访者留出咨询和提问时间。

七、来访者对治疗师评价

说明：本次访谈后进行此项内容目的是获取衡量治疗效果的关键指标，让治疗师及时发现在治疗过程中存在的问题并及时改进，保障治疗顺利进行。

请根据来访者实际情况对本次治疗相关内容进行评价，鼓励来访者表达真实感受。

请来访者评价本次治疗的质量（分数越高，治疗质量越高）。

0	1	2	3	4	5	6	7	8	9	10

请来访者评价对本次治疗的满意程度（分数越高，越满意）。

0	1	2	3	4	5	6	7	8	9	10

请评估来访者接下来的治疗意愿（"0"表示一点也不愿意继续治疗，"10"表示十分愿意继续治疗）。

0	1	2	3	4	5	6	7	8	9	10

八、第 2 次访谈小结与内容核对

是否已完成以下相应的内容？

1. 总结睡眠日记　　　　　　　　　□是　□否

2. 睡眠卫生健康教育　　　　　　　□是　□否

3. 介绍睡眠限制　　　　　　　　　□是　□否

4. 制定睡眠处方　　　　　　　　　□是　□否

5. 睡眠、情绪及相关情况的问卷评估　□是　□否

6. 总结与答疑　　　　　　　　　　□是　□否

7. 来访者对治疗师评价　　　　　　□是　□否

第 3 次访谈
刺激控制

建立床与睡眠的条件反射，轻松助眠！

第 3 次访谈主要内容（时间：45～60 分钟）

1. 总结睡眠日记

2. 介绍刺激控制

3. 更新睡眠处方

4. 睡眠、情绪及相关情况的问卷评估

5. 总结与答疑

6. 来访者对治疗师评价

7. 第 3 次访谈小结与内容核对

一、总结睡眠日记

说明： 在本次查看以及总结睡眠日记时，须重点了解来访者按照睡眠处方进行作息安排的天数以及睡眠效率等指标，以便了解其依从性及更新睡眠处方。

日期范围：从＿＿＿＿＿＿至＿＿＿＿＿＿

平均上床时间	
平均尝试睡觉的时间	
平均用了多长时间睡着（分钟）	
平均觉醒次数	
平均觉醒时长（分钟）	
平均早上醒来时间	
平均早上起床时间	
平均卧床时长（分钟）	
平均睡眠时长（分钟）	
平均睡眠效率	
平均睡前看手机时长（分钟）	
平均白天卧床时长（分钟）	
平均运动量（运动步数）	

二、介绍刺激控制

（一）什么是刺激控制？

刺激控制是治疗失眠的方法中研究最多、也是最有效的措施。通过减少睡眠环境中与睡眠不相符的刺激，在床上只做与睡眠相关的事情，从而帮助来访者重新建立正确的睡眠与床和卧室之间的联结。前面讨论失眠产生机制时，提到来访者在维持因素的作用下，形成条件性觉醒。刺激控制就是要打破这种睡眠环境和刺激之间的条件反射。

（二）主要解决什么问题？

1. 什么时候去睡觉？
2. 在床上时允许或禁止哪些活动？
3. 如果在合理的时间内没有睡着怎么办？
4. 早上什么时候起床？
5. 白天的午睡怎么安排？

（三）具体方法

1. 床和卧室只用于睡眠（或性生活），避免做与此无关的任何事或活动。
2. 有睡意时上床（非疲惫）。
3. 上床 15~20 分钟不能入睡可起床做些轻松活动，等再有睡意时上床。
4. 如果上床后仍无睡意，可重复上一步。
5. 无论前一晚睡得如何，次日必须按预定时间起床。
6. 避免日间或傍晚小睡。

（四）注意事项

　　说明：在告知来访者刺激控制具体方法后，须告知以下注意事项。

1. 睡不着离开房间时，不要带着自己最终还会回到床上的念头，此时要想着不再睡了。

2. 起床后，灯光应尽量暗一些，进行的活动要温和、平静、少刺激，不要吸烟、吃东西、使用电子产品或做运动等。

3. 在以上步骤中，可能遇到很多困难，比如在非睡眠时间难以保持觉醒、睡不着时不知做什么等。这时，需要提前与来访者制订个体化的活动方案。

（五）评估来访者对刺激控制的理解程度

> **说明：** 通过了解来访者对刺激控制的理解程度，有助于分析来访者对睡眠处方的依从性以及疗效影响因素。

请根据来访者的实际感受，评估来访者对刺激控制的理解程度（分数越高表示越理解）。

0	1	2	3	4	5	6	7	8	9	10

三、更新睡眠处方

经过 1 个周期的治疗，如睡眠效率＞ 90%，可增加 15~20 分钟的卧床时间；如睡眠效率＜ 85%，则减少 15~20 分钟的卧床时间；如睡眠效率在 85%~90%，卧床时间不变。每周可调整一次睡眠时间。

上床时间：_____　　起床时间：_____

光照时间：_____　　避光时间：_____

运动时间：_____

床只是睡觉的地方，不困不能上床。如果躺在床上超过 15~20 分钟还没有入睡，须离开床。

请根据来访者实际感受，评估来访者执行当前睡眠处方的可能性（分数越高表示越可能执行）。

0	1	2	3	4	5	6	7	8	9	10

> **说明：** 本次睡眠处方融合了 CBT-I 中核心治疗成分，了解来访者对本次睡眠处方的执行可能性，有助于预测来访者疗效，并分析后期如出现疗效不佳的原因。

四、睡眠、情绪及相关情况的问卷评估

（一）必做项目

> **说明：** 使用 ISI 评估 CBT-I 对来访者的疗效。在完成问卷后，建议与来访者分析 ISI 的动态变化。

失眠严重程度指数量表（ISI）

（二）可选项目

> **说明：** 根据来访者个体特点，选择相应的问卷评估。

1. 睡眠信念和态度量表（DBAS）
2. 匹兹堡睡眠质量指数量表（PSQI）
3. 患者健康问卷（PHQ-9）
4. 清晨型 - 夜晚型量表（MEQ）
5. Epworth 嗜睡量表（ESS）
6. 多维梦境问卷（MDI）
7. 广泛性焦虑量表（GAD-7）
8. 汉密尔顿抑郁量表（HAMD-24）
9. 汉密尔顿焦虑量表（HAMA）
10. 疲劳严重度量表（FSS）

五、总结与答疑

在治疗结束前，治疗师对本次访谈进行总结，并给来访者留出咨询和提问时间。

六、来访者对治疗师评价

> **说明：** 本次访谈涉及 CBT-I 核心治疗成分，通过来访者对治疗师的评价，及时发现问题并修正，有助于治疗师的自我成长，更有利于治疗顺利进行。

请根据来访者实际情况对本次治疗相关内容进行评价，鼓励来访者表达真实感受。

请来访者评价本次治疗的质量（分数越高，治疗质量越高）。

0	1	2	3	4	5	6	7	8	9	10

请米访者评价对本次治疗的满意程度（分数越高，越满意）。

0	1	2	3	4	5	6	7	8	9	10

请评估来访者接下来的治疗意愿（"0"表示一点也不愿意继续治疗，"10"表示十分愿意继续治疗）。

0	1	2	3	4	5	6	7	8	9	10

七、第 3 次访谈小结与内容核对

是否已完成以下相应的内容？

1. 总结睡眠日记　　　　　　　□是　□否
2. 介绍刺激控制　　　　　　　□是　□否
3. 更新睡眠处方　　　　　　　□是　□否
4. 睡眠、情绪及相关情况的问卷评估　□是　□否
5. 来访者对治疗师评价　　　　□是　□否

第 4 次访谈
认知重建

从"心"治疗失眠，认知重建是调整睡眠的关键！

第 4 次访谈主要内容（时间：45~60 分钟）

----

1. 总结睡眠日记

2. 介绍认知重建

3. 更新睡眠处方

4. 睡眠、情绪及相关情况的问卷评估

5. 总结与答疑

6. 来访者对治疗师评价

7. 第 4 次访谈小结与内容核对

一、总结睡眠日记

> **说明：** 本次睡眠日记的总结需重点关注来访者对睡眠处方的依从性以及在进行刺激控制时是否按照标准指令进行操作等。

日期范围：从_____至_____

平均上床时间	
平均尝试睡觉的时间	
平均用了多长时间睡着（分钟）	
平均觉醒次数	
平均觉醒时长（分钟）	
平均早上醒来时间	
平均早上起床时间	
平均卧床时长（分钟）	
平均睡眠时长（分钟）	
平均睡眠效率	
平均睡前看手机时长（分钟）	
平均白天卧床时长（分钟）	
平均运动量（运动步数）	

二、介绍认知重建

　　认知重建，是为了改变来访者对失眠的认知偏差，改变对睡眠问题的非理性信念和态度，避免负面情绪与失眠症状进入恶性循环，从而建立起"自己能有效应对失眠"的信心。

治疗师可以对来访者说："您可以问问自己，就算这些不好的想法是正确的，它产生的后果真的那么可怕吗？经过一系列的思考后，您需要为自己不合理的信念找一个替换性的想法。"通过上述对话，帮助来访者认识到自身不合理信念，从而主动地加以改变，纠正不切实际的睡眠期望，理性看待失眠的不良后果，这会使来访者感受到自己对睡眠的控制力并提高治疗的信心与依从性，有利于获得稳定的长期疗效。

（一）如何做到认知重建？

1. 确定来访者自身的错误观念，识别不合理思维。如果来访者有睡眠问题（比如失眠），来访者可能会夸大自己遇到的情况。例如，来访者可能会告诉治疗师唯有服用镇静催眠药才可以入睡。而实际上，越这样想，越感到焦虑而难以入睡，尤其在没有服用镇静催眠药的情况下。

2. 探讨来访者的不合理思维，包括质疑这些思维存在的合理性、分析阻碍睡眠的不良信念。

3. 治疗师帮助来访者用正确合理的观念取代来访者的不合理观念，发展合理的、现实的思维方式。一旦意识到自己的消极和歪曲思维后，就可以用更准确和更积极的思维进行替代。来访者也可以根据治疗师的指导，在睡前对自己说一些有助于入睡的话。

（二）不合理的信念和态度

说明：以下是失眠患者（来访者）常见的不合理信念，如在操作过程中很难识别，可以使用《睡眠信念和态度量表（DBAS）》帮助识别来访者对于失眠的不合理信念。

1. 非黑即白：指看待事情只有全对和全错。例如，来访者认为每晚必须要睡够 8 小时才能精力充沛，如果睡不够 8 小时就等于一晚没睡。

解释：睡眠需求因人而异，而且受很多因素的影响，每晚要睡多长时间并没有一个统一的标准，可能睡 7 小时就已经足够了。但是在非黑即白的不合理信念的影响下，来访者会觉得自己睡得不够。

2．以偏概全：用少数或单一的负面状况来概括整体。例如，醒来的时候状态不太好，而昨天刚好也睡得不好，于是把状态不好全归咎于睡得不好。实际上，来访者早上醒来状态不好可能还受到别的因素影响，如工作压力、经济压力、人际压力，甚至仅仅是天气变化。有时候即使有了充足的睡眠，也可能发现状态并不太好，但只要状态不好就归咎于睡眠，这显然是一种以偏概全的想法。

3．灾难化：把一件小事情无限放大，将事情的后果严重化。这种想法在来访者身上很常见。来访者可能也常常担心失眠 1 小时对第二天的表现会有影响，进而导致被领导批评最后导致失业。治疗师提醒来访者仔细想想，之前的失眠引起失业的可能性到底有多大。

4．选择性注意：只关注某一方面的情况或证据，只看到不好的一面。有一些来访者，即使偶尔出现失眠的情况，他们也会忽略睡得好的情况，而紧盯着睡不好的那一天，从而觉得自己可能每天都会失眠。又或者，有一些来访者可能因为某些特殊的原因，导致没有办法执行睡眠限制，就觉得自己这一次是失败的，而没有看到其他时候他付出的努力和取得的进步。

（三）合理的信念

1．理性看待失眠的不良后果，不要把所有的问题都归咎于失眠。

2．不要担心自己失去了控制睡眠的能力。

3．保持自然入睡，避免过度关注并试图努力入睡。

4．不要将夜间多梦与白天不良后果联系在一起。

5．不要因为一晚没有睡好就产生挫败感。

6．不要有夜间睡眠时间不足而采取白天多睡的补偿心理。

认知重建的目的是修正来访者对失眠的认知偏差，改变对于睡眠问题的不合理信念和态度。

（四）来访者对认知重建的理解程度

> **说明：** 评估来访者对认知重建的理解程度，意义在于建立良好治疗关系，增强治疗效果，帮助治疗师依此调整策略，提高来访者对治疗的依从性。

请根据来访者实际感受，评估来访者对认知重建的理解程度（分数越高表示越理解）。

0	1	2	3	4	5	6	7	8	9	10

（五）总结来访者的不合理信念

来访者的不合理信念	来访者的合理信念	备注

三、更新睡眠处方

经过 1 个周期的治疗，如睡眠效率＞90%，可增加 15 ~ 20 分钟的卧床时间；如睡眠效率＜85%，则减少 15 ~ 20 分钟的卧床时间；如睡眠效率在 85% ~ 90%，卧床时间不变。每周可调整一次睡眠时间。

上床时间：＿＿＿＿＿＿　　起床时间：＿＿＿＿＿＿

光照时间：＿＿＿＿＿＿　　避光时间：＿＿＿＿＿＿

运动时间：＿＿＿＿＿＿

不合理的信念：＿＿＿＿＿　　合理的信念：＿＿＿＿＿

床只是睡觉的地方，不困则不能上床。如果躺在床上超过 15～20 分钟还没有入睡，须离开床。

请根据来访者实际感受，评估来访者执行当前睡眠处方的可能性（分数越高表示越可能执行）。

0	1	2	3	4	5	6	7	8	9	10

> **说明：** 本次睡眠处方中融合了 CBT-I 的核心组分以及认知重建，了解来访者对本次睡眠处方执行情况，有助于预测长期疗效，并分析后期可能出现疗效不佳的原因。

四、睡眠、情绪及相关情况的问卷评估

（一）必做项目

> **说明：** 使用 ISI 动态评估 CBT-I 的疗效，使用 DBAS 快速获取来访者关于睡眠的不合理信念。

1. 失眠严重程度指数量表（ISI）
2. 睡眠信念和态度量表（DBAS）

（二）可选项目

> **说明：** 根据来访者个体特点，选择相应的问卷评估。

1. 简易精神状态检查量表（MMSE）
2. 匹兹堡睡眠质量指数量表（PSQI）
3. 患者健康问卷（PHQ-9）

4. 清晨型 – 夜晚型量表（MEQ）

5. Epworth 嗜睡量表（ESS）

6. 多维梦境问卷（MDI）

7. 广泛性焦虑量表（GAD-7）

8. 汉密尔顿抑郁量表（HAMD-24）

9. 汉密尔顿焦虑量表（HAMA）

10. 疲劳严重度量表（FSS）

五、总结与答疑

　　在治疗结束前，治疗师对本次访谈进行总结，并给来访者留出咨询和提问时间。

六、来访者对治疗师评价

　　说明：这一评价的意义在于直观反映来访者对治疗方法的可接受和理解程度，助力治疗师调整策略以提升治疗效果；同时也是治疗关系的反馈，帮助治疗师优化沟通，构建更利于治疗的关系，还为治疗师的专业成长提供反思依据，促使其改进技术与讲解方式，提高服务质量。

　　请根据来访者实际情况对本次治疗相关内容进行评价，鼓励来访者表达真实感受。

　　请来访者评价本次治疗的质量（分数越高，治疗质量越高）。

0	1	2	3	4	5	6	7	8	9	10

　　请来访者评价对本次治疗的满意程度（分数越高，越满意）。

0	1	2	3	4	5	6	7	8	9	10

请评估来访者接下来的治疗意愿（"0"表示一点也不愿意继续治疗，"10"表示十分愿意继续治疗）。

0	1	2	3	4	5	6	7	8	9	10

七、第 4 次访谈小结与内容核对

是否已完成以下相应的内容？

1. 总结睡眠日记　　　　　　　　　□是　□否
2. 介绍认知重建　　　　　　　　　□是　□否
3. 更新睡眠处方　　　　　　　　　□是　□否
4. 睡眠、情绪及相关情况的问卷评估　□是　□否
5. 来访者对治疗师评价　　　　　　□是　□否

第 5 次访谈
放松训练与减药计划

舒缓身心可改善睡眠体验！

第 5 次访谈主要内容（治疗时间：45～60 分钟）

----

1. 总结睡眠日记

2. 制订镇静催眠药的减药计划

3. 介绍放松训练

4. 更新睡眠处方

5. 睡眠、情绪及相关情况的问卷评估

6. 总结与答疑

7. 来访者对治疗师评价

8. 第 5 次访谈小结与内容核对

一、总结睡眠日记

说明： 在本次查看以及总结睡眠日记时，须重点了解来访者服药情况以及对睡眠处方的依从情况，以便沟通减药计划和更新睡眠处方。

日期范围：从＿＿＿＿＿＿至＿＿＿＿＿＿

平均上床时间	
平均尝试睡觉的时间	
平均用了多长时间睡着（分钟）	
平均觉醒次数	
平均觉醒时长（分钟）	
平均早上醒来时间	
平均早上起床时间	
平均卧床时长（分钟）	
平均睡眠时长（分钟）	
平均睡眠效率	
平均睡前看手机时长（分钟）	
平均白天卧床时长（分钟）	
平均运动量（运动步数）	
服药情况	

二、制订镇静催眠药的减药计划

说明： 进行本部分内容的治疗师如果是非医生专业背景，应建议来访者到精神科等门诊在医师指导下调整药物治疗方案。

（一）目前服药情况

药物名称	使用剂量	近2周药物是否有调整	备注（调整情况）
		□有　□无	
		□有　□无	
		□有　□无	
		□有　□无	
		□有　□无	

（二）减药动机

请评估来访者当下想减停镇静催眠药的意愿强度（"0"表示一点也不愿意减停镇静催眠药，"10"表示十分愿意减停镇静催眠药）。

0	1	2	3	4	5	6	7	8	9	10

（三）减药原则

每周或每隔1周将初始剂量减少25%，直至达最小剂量。可能需要根据戒断症状和预期焦虑的存在来调整逐渐减药的进度；如果来访者觉得难以应付或感觉无法达到减药目标，也可以减缓进度。但整个减药持续时间应尽可能有时间限制。

（四）减药方法

供选择的减药方法	程序
1. 与来访者以协作的方式共同制订减药计划	（1）评估常规使用的每日剂量，必要时稳定剂量 （2）当来访者使用一种以上的镇静催眠药时，调整为仅使用一种药物（1~2周）并稳定剂量（最好是半衰期较长的药物） （3）如果摄入药物剂量每1~2周减少25%，估计完全停药所需的总周数 （4）可以将书面计划作为工作表提供给来访者，以提高其依从性
2. 逐渐减药	（1）每周减少摄入25%的初始剂量，持续1~2周 （2）重复此步骤，直至达到最小剂量

续表

供选择的减药方法	程序
3. 安排"药物假期"	（1）达到最小剂量后，第 1 周可以先尝试在最可能不服药就能成功睡眠的晚上暂停服药（如周末，第二天没有任务） （2）第 2 周逐渐增加不服药的天数
4. 制订固定间断服药计划	预先制订具体的服药计划，不管第 2 天是否有重要的事情（如在周一、周三、周五服用）
5. 完全停药及预防复发	评估来访者对完全停用镇静催眠药的焦虑程度并复习应对策略。提醒来访者过去几周使用的最小剂量可能对他们的睡眠几乎没有客观影响

（五）减药计划

药物名称	使用剂量	有无调整计划	备注（调整情况）
		□有　□无	
		□有　□无	
		□有　□无	
		□有　□无	
		□有　□无	

（六）来访者对减药计划的感受

请根据来访者实际感受，评估来访者执行当前减药计划的可能性（分数越高表示越可能执行）。

0	1	2	3	4	5	6	7	8	9	10

三、介绍放松训练

无论是在白天还是夜晚（生理的、认知的），高唤醒水平都对睡眠产生干扰。放松训练，又称松弛疗法，它是按一定的练习程序，学习有意识地控制或调节自身的心理生理活动，以达到降低机体唤醒水平，调整那些因紧张刺激而紊乱了的功能。它主要通过降低失眠者睡眠时的紧张与过度警觉，从而促进来访者入睡，减少夜间觉醒，提高睡眠质量。尤其适用于夜间频繁觉醒的失眠者。

具体方法包括：通过深呼吸、伸展运动、瑜伽、听轻音乐等放松活动，使自己从白天的压力中放松下来，提高睡眠质量。可通过影像、书籍、面对面等方式教授释放压力以及放松的相关技能训练，如腹式呼吸、渐进式肌肉放松、指导式想象、生物反馈、正念冥想、意向训练等。

来访者对放松训练的接受程度

请根据来访者实际感受，评估来访者对放松训练的接受程度（分数越高表示越接受）。

0	1	2	3	4	5	6	7	8	9	10

四、更新睡眠处方

经过 1 个周期的治疗，如睡眠效率＞90%，可增加 15～20 分钟的卧床时间；如睡眠效率＜85%，则减少 15～20 分钟的卧床时间；如睡眠效率在 85%～90%，卧床时间不变。每周可调整一次睡眠时间。

上床时间：＿＿＿＿＿＿　　起床时间：＿＿＿＿＿＿

光照时间：＿＿＿＿＿＿　　避光时间：＿＿＿＿＿＿

运动时间：＿＿＿＿＿＿

不合理的信念：＿＿＿＿＿＿　　合理的信念：＿＿＿＿＿＿

床只是睡觉的地方，不困不能上床。如果躺在床上超过 15～20 分钟还没有入睡，须离开床。

请根据来访者实际感受，评估来访者执行当前睡眠处方的可能性（分数越高表示越可能执行）。

0	1	2	3	4	5	6	7	8	9	10

五、睡眠、情绪及相关情况的问卷评估

（一）必做项目

> **说明：** 使用 ISI 评估 CBT-I 对来访者的疗效。在完成问卷后，建议与来访者分析 ISI 的动态变化。

失眠严重程度指数量表（ISI）

（二）可选项目

> **说明：** 根据来访者个体特点，选择相应的问卷评估。

1. 简易精神状态检查量表（MMSE）
2. 匹兹堡睡眠质量指数量表（PSQI）
3. 睡眠信念和态度量表（DBAS）
4. 清晨型 - 夜晚型量表（MEQ）
5. Epworth 嗜睡量表（ESS）
6. 多维梦境问卷（MDI）
7. 睡眠卫生知识量表（SHKS）
8. 睡眠卫生习惯量表（SHPS）
9. 患者健康问卷（PHQ-9）
10. 汉密尔顿抑郁量表（HAMD-24）
11. 汉密尔顿焦虑量表（HAMA）
12. 疲劳严重度量表（FSS）
13. 广泛性焦虑量表（GAD-7）

六、总结与答疑

在治疗结束前，治疗师对本次访谈进行总结，并给来访者留出咨询和提问时间。

七、来访者对治疗师评价

请根据来访者实际情况对本次治疗相关内容进行评价，鼓励来访者表达真实感受。

请来访者评价本次治疗的质量（分数越高，治疗质量越高）。

0	1	2	3	4	5	6	7	8	9	10

请来访者评价对本次治疗的满意程度（分数越高，越满意）。

0	1	2	3	4	5	6	7	8	9	10

请评估来访者接下来的治疗意愿（"0"表示一点也不愿意继续治疗，"10"表示十分愿意继续治疗）。

0	1	2	3	4	5	6	7	8	9	10

八、第5次访谈小结与内容核对

是否已完成以下相应的内容？

1. 总结睡眠日记　　　　　　　　　□是　□否
2. 制订镇静催眠药的减药计划　　　□是　□否
3. 介绍放松训练　　　　　　　　　□是　□否
4. 更新睡眠处方　　　　　　　　　□是　□否
5. 睡眠、情绪及相关情况的问卷评估　□是　□否
6. 来访者对治疗师评价　　　　　　□是　□否

第6次访谈
疗效评估

及时的疗效评估是预防复发的基础!

第6次访谈主要内容（时间：30~60分钟）

----

1. 总结睡眠日记

2. 睡眠、情绪及相关情况的问卷评估

3. 睡眠情况再评估

4. 来访者对治疗师评价

5. 末次访谈小结与内容核对

一、总结睡眠日记

> **说明：** 本次睡眠日记的总结需动态关注睡眠各指标，尤其是睡眠效率、入睡潜期、入睡后的觉醒时间等，从治疗开始至本次治疗时动态变化情况，并引导来访者发现自身睡眠模式的变化。

日期记录范围：＿＿＿＿＿＿至＿＿＿＿＿＿

平均上床时间	
平均尝试睡觉的时间	
平均用了多长时间睡着（分钟）	
平均觉醒次数	
平均觉醒时长（分钟）	
平均早上醒来时间	
平均早上起床时间	
平均卧床时长（分钟）	
平均睡眠时长（分钟）	
平均睡眠效率	
平均睡前看手机时长（分钟）	
平均白天卧床时长（分钟）	
平均运动量（运动步数）	

治疗期间睡眠效率总结

时间	平均睡眠效率
第1周	
第2周	
第3周	
第4周	
第5周	
第6周	

二、睡眠、情绪及相关情况的问卷评估

（一）必做项目

> **说明：** 使用 ISI 评估 CBT-I 对来访者的疗效。在完成问卷后，建议与来访者分析 ISI 的动态变化。

1. 失眠严重程度指数量表（ISI）
2. 睡眠信念和态度量表（DBAS）
3. 患者健康问卷（PHQ-9）
4. 广泛性焦虑量表（GAD-7）

（二）可选项目

> **说明：** 根据来访者个体特点，选择相应的问卷评估。

1. 匹兹堡睡眠质量指数量表（PSQI）
2. 福特应激失眠反应测试（FIRST）
3. 清晨型 – 夜晚型量表（MEQ）
4. Epworth 嗜睡量表（ESS）
5. 多维梦境问卷（MDI）
6. 睡眠卫生知识量表（SHKS）
7. 睡眠卫生习惯量表（SHPS）
8. 不宁腿综合征量表（RLSRS）
9. 汉密尔顿抑郁量表（HAMD-24）
10. 汉密尔顿焦虑量表（HAMA）
11. 疲劳严重度量表（FSS）

（三）问卷评估总结

	问卷	第1次	第2次	第3次	第4次	第5次	第6次
必选项	1. 失眠严重程度指数量表（ISI）						
	2. 睡眠信念和态度量表（DBAS）						
	3. 患者健康问卷（PHQ-9）						
	4. 广泛性焦虑量表（GAD-7）						
可选项	1. 简易精神状态检查量表（MMSE）						
	2. 匹兹堡睡眠质量指数量表（PSQI）						
	3. 福特应激失眠反应测试（FIRST）						
	4. 清晨型－夜晚型量表（MEQ）						
	5. Epworth 嗜睡量表（ESS）						
	6. 多维梦境问卷（MDI）						
	7. 睡眠卫生知识量表（SHKS）						
	8. 睡眠卫生习惯量表（SHPS）						
	9. 不宁腿综合征量表（RLSRS）						
	10. 汉密尔顿抑郁量表（HAMD-24）						
	11. 汉密尔顿焦虑量表（HAMA）						
	12. 疲劳严重度量表（FSS）						
	13. 明尼苏达多项人格测验						
	14. 症状自评量表（SCL-90）						

三、睡眠情况再评估

基于上述情况，当前的睡眠问题是否满足 DSM-5 失眠障碍的诊断标准？
□是　□否

请在符合的条目前打勾"√"。

□ A. 主诉对睡眠时间或质量不满意，并伴有以下一种或多种症状

    □ 1. 入睡困难

    □ 2. 睡眠维持困难，表现为频繁觉醒或觉醒后无法入睡

    □ 3. 早醒并无法再度入睡

□ B. 睡眠障碍（或相关的日间疲惫感）引起了明显的苦恼或在社交、职业、教育、学业、行为或其他重要方面的社会功能缺损

□ C. 每周至少发生 3 次

□ D. 持续至少 3 个月

□ E. 尽管睡眠机会充足仍入睡困难

□ F. 失眠不能更好地被其他睡眠障碍解释，也不发生在其他睡眠障碍（如发作性睡病、与呼吸相关的睡眠障碍、睡眠 – 觉醒节律障碍和异态睡眠）的病程中

□ G. 失眠不可归因于某种物质引起的生理效应（如药物滥用、治疗药物）

□ H. 共存的精神障碍或身体状况无法充分解释失眠主诉

四、来访者对治疗师评价

> **说明**：本次评价意义在于直观反映治疗质量，检验治疗方法与技术运用的有效性；为治疗师的专业发展提供关键反馈，助力其明确自身优劣势，有针对性地提升技能，还能为未来治疗的优化提供治疗参考。

请来访者根据实际情况对本次治疗进行评价，鼓励来访者表达真实感受。

请来访者评价失眠认知行为治疗的总体质量（分数越高，治疗质量越高）。

0	1	2	3	4	5	6	7	8	9	10

请来访者评价对失眠认知行为治疗的总体满意程度（分数越高，越满意）。

0	1	2	3	4	5	6	7	8	9	10

请评估来访者将失眠认知行为治疗推荐给有类似问题的人意愿强度（分数越高，推荐的意愿越强）。

0	1	2	3	4	5	6	7	8	9	10

五、末次访谈小结与内容核对

是否已完成以下相应的内容？

1. 总结睡眠日记　　　　　　　　　　□是　□否

2. 睡眠、情绪及相关情况的问卷评估　□是　□否

3. 睡眠情况再评估　　　　　　　　　□是　□否

4. 确定复诊时间　　　　　　　　　　□是　□否

5. 来访者对治疗师评价　　　　　　　□是　□否

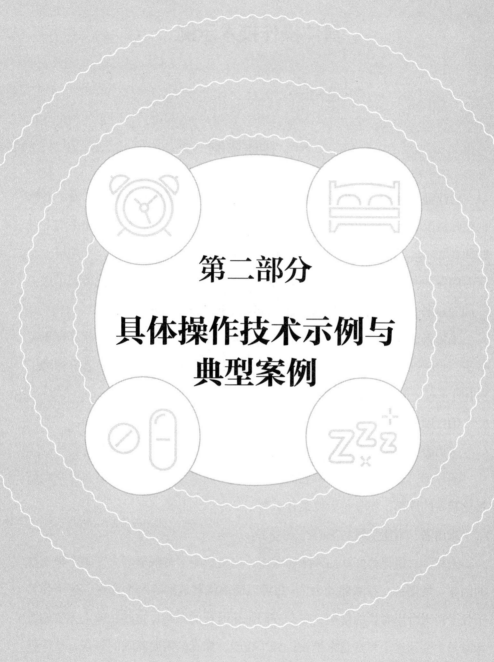

第二部分

具体操作技术示例与典型案例

具体操作技术示例

一、睡眠限制

治疗师： 首先，让我们一起来回顾一下您上周记录的睡眠日记，看一看您的睡眠情况吧。上周您做到了每天都记录，做得很好。可以看到，您平均上床时间在 23:00，平均睡着时间在 00:00，平均早上醒来时间在 8:00，平均早上起床时间在 9:00。我们用您实际的睡眠时长除以实际的卧床时长，就得到了您上一周的睡眠效率，结果是 80%。这个睡眠效率下您的感受怎么样呢？

来访者： 我上周整体感觉睡眠质量不好，入睡是有些困难的，就算夜里睡着了，也感觉不踏实，会醒四五次，早上醒来还是比较疲乏的，看着好像睡了 8 小时左右，但是我感觉没有睡够。

治疗师： 那您白天会打盹或者补觉吗？

来访者： 我可能会在下午 2 点左右午睡，通常会睡 1 个多小时吧。

治疗师： 现在，我已了解您的睡眠模式。如果让您来梳理一下自己睡眠质量比较差的原因，您觉得大概是什么呢？

来访者： 可能是我白天睡得太多了？

治疗师： 说得很好。白天睡得太多，这是影响"睡眠驱动力"一个很重要的因素。所谓的"睡眠驱动力"，您可以简单将其理解为一个弹簧，这个弹簧不仅受白天卧床时长的影响，也受夜间卧床时长的影响，这些在床上无效的卧床时长，会让这个弹簧越来越松，到了夜晚，您真的需要睡眠的时候，这个弹簧就没有"劲儿"了，您自然没有办法拥有一晚很好的睡眠。

来访者： 在床上无效的卧床时长，这个该怎么理解呢？

治疗师： 理想的情况下，我们希望自己能倒头就睡，醒来以后就能下床活力满满地开启一天的生活，我们可以把这段实际睡眠时长理解为真正有效的睡眠，但是大部分人可能还是会在入睡前和醒后在床上做一些与睡眠无关的事情，比如玩玩手机、看看电视剧等。这种不是真正的睡眠时间，我们认为是无效卧床时间，它们是影响睡眠效率的关键因素。您可以代入一下自己的睡眠情况，看看有多长的"无效卧床时间"呢？

来访者： 我大概理解您说的意思了。拿我自己来说，我在睡前花的 1 小时，以及醒后赖在床上的 1 小时，都可以称为"无效卧床时间"。

治疗师： 您理解得很好。我们下一步的一个主要治疗目标就是压缩您"无效卧床时间"，就像这个计算睡眠效率的公式一样，减小分母"卧床时长"，睡眠效率就会更高。

来访者： 那么我下一步就是需要晚睡早起了吗？

治疗师： 是的，但是我们的方法可能需要循序渐进。首先，如果让您自己重新制定一个能保证正常工作和学习的起床时间，您会给自己定在几点？

来访者： 我不想起得太早，7:30 可以吗？

治疗师： 可以。那按照理想的睡眠效率90%，您需要的卧床时长是530分钟，这样您的上床时间应该在 22:40。下一步您需要做的是尽量不早于 22:40 上床睡觉，但是每天早晨必须在 7:30 起床。您觉得这个执行起来困难吗？如果让您从 0~10 分进行打分，这个困难程度大概在几分？

来访者： 我觉得还是有点困难的，可能在 7 分左右。我能预想到让我早起是很困难的，可能起床以后会在很长时间内比较困倦。

治疗师： 是的，这也是我要做提示的地方，在按照这个规定的上下床时间起居的初期，可能您都会感到不适，其间不要开车或高空作业这一类的危险行为，但是坚持下去，您会感到自己的睡眠质量越来越好，因为帮助您睡眠的弹簧越来越有劲儿了！

来访者： 好的，我明白了，我会尝试一下，如果我起不来，我就给自己多设几个闹钟把自己叫醒，醒后不赖床了，按照规定时间下床。那我白天还可以午休吗？

治疗师：尽量减少白天卧床时长，尽可能不要午睡，如果实在坚持不住，也一定要把午休时长控制在 30 分钟以内。

来访者：我明白了，我会尝试一下。

治疗师：今天我们主要讨论了如何通过减少卧床时长来增加睡眠驱动力，希望您能坚持睡眠处方。期待下次与您会面。

孙洪强　卢盼盼

北京大学第六医院

二、刺激控制

治疗师：让我们来帮您复盘一下您的睡眠过程吧，您可以先讲讲自己从准备入睡到起床的全过程，都做了什么？

来访者：我通常洗漱完毕后准备上床的时间在晚上 23:00 左右，然后我会打开手机，看看社交媒体，刷一刷短视频，这个过程可能有半个多小时，然后我觉得自己该睡了，不能再刷了，我就会关掉手机，闭上眼，准备入睡，但通常我是睡不着的，翻来覆去半个多小时后可能才迷迷糊糊睡着，夜里 2:00 左右可能我会醒一次，看看手机的时间，再玩半个小时，然后关上手机睡觉，还是要花半个多小时才能再次睡着。早上 8:00 闹钟会把我叫醒，但是我不想起床，还是会赖在床上玩手机，直到自己真的完全清醒了，常常到 9 点才真正起床。

治疗师：您描述的非常具体，我们可以首先来讨论一个问题，您觉得床是用来干什么的呢？

来访者：床是用来休息的吧。

治疗师：您说的是对的，休息可以帮助我们获得能量，正如睡眠的一个主要功能也是帮助我们获得能量。但是休息不等于睡眠，对吗？

来访者：是的，休息的时候我可以玩玩手机，这对于我来说也是一种放松。

治疗师：是的，在床上玩手机是一种很舒服、很惬意的体验。但是您在床上进行的这项活动，本质上不属于睡眠，现在我们需要建立一个意识，那就是"床是一处只进行睡眠（或性生活）的地方"。

来访者：床只能用来睡觉吗？可是在床上玩玩手机真的很舒服。

治疗师：那我们可以想象一下，当您放下手机，闭上眼睛，您希望发生什么？

来访者：我希望能很快睡着。

治疗师：可是您过去经历是怎么也睡不着，这跟您与床没有建立好条件反射有关系。可能我这么说有些抽象，简单来说，您花了太多时间在床上做与睡眠无关的事，那么潜移默化地，您的身体不再认为床是用来睡觉的，所以在您真正需要入睡的时候，您反而睡不着了。我们要做的，就是恢复正确的条件反射，也就是我们刚刚提到的，床是一处只进行睡眠（或性生活）的地方。

来访者：那我具体应该怎么做呢？难道我必须困了才上床吗？

治疗师：很正确，您需要做到的是必须有困意再上床，当您开始打哈欠、打瞌睡或者眼睛疲倦、感觉睁不开眼了，这就是困意来了，这个时候再上床，直接闭眼睡觉。

来访者：那我要是一直没有困意呢？

治疗师：您的身体会有自己的反应，您不必给自己做这样的假设，如果真的没有困意，那就可以一直不上床。

来访者：那我不上床能做些什么呢？

治疗师：在没有困意的时候，可以离开卧室的环境，走到客厅，做一些温和、无刺激性的事情，一定不要抽烟、吃东西、玩手机、玩游戏或做运动，可以看一些书或报纸。待有困意的时候再回到床上。如果仍不能在 20 分钟内睡着，重复这个步骤。

来访者：我夜里醒来后怎么办？

治疗师：如果醒来后不能在 20 分钟内再次睡着，重复我刚刚谈到的这个步骤，直到您再次有困意上床能入睡为止。

来访者：这听起来我有可能会一夜不睡，那我第二天能不能补觉或者晚起一会？

治疗师：无论您前一晚睡得怎么样，您一定要按照我们之前设定的下床时间起床，可以设置闹铃，而且白天不要补觉，一定要补觉的话，也不要超过半小时。

来访者：我感到有些害怕，我担心我会一直清醒，一直不睡觉，这样我的身体会不会承受不住呢？

治疗师：可能一开始您确实会很难受，反复下床、上床。但是您可以设想一下，您真的会一直清醒一直不困吗？

来访者：有可能重复几次，我就会有困意了。

治疗师：是的，您与床建立条件反射是需要一段时间持之以恒的努力来形成的，所以坚持下去，您一定能够看到成果。

孙洪强　卢盼盼

北京大学第六医院

三、认知重建

治疗师：请您谈谈这一周的睡眠情况。

来访者：周三夜里 00:00 后上的床，过了 1 小时还是睡不着。

治疗师：您当时在想什么？

来访者：我只是准备睡觉，有些着急，但感觉什么都没想，脑袋一片空白。

治疗师：我理解您。睡不着觉带给您很大的苦恼，为此您很着急，情绪很容易被识别，但我们往往不太能注意到大脑里的想法。我换个问法吧，您当时在心里跟自己说了些什么吗？

来访者：哦，当时我在心里默念，"糟糕，今晚又失眠了！"

治疗师：对于这样的想法，您有多大程度的坚信呢？

来访者：9 成。

治疗师：再请您描述一下当时的情绪反应和身体感受吧。

来访者：我很担心、恐慌、害怕，感觉全身发紧，无法放松。

治疗师：如果满分为 10 分，您给当时的担心强度打个分吧。

来访者：7 分。

治疗师：您担心再次失眠，那么您有支持的证据吗？您有多大程度相信呢？

来访者：首先，20:00 左右我喝了一杯奶茶，含有一定量的茶多酚。再者，镇静催眠药的药效过了，我肯定睡不着，相信程度为 8 成。

治疗师：您的担心的确有一定的事实依据。还有其他支持证据吗？

来访者：衣服上有莫名其妙的鱼腥味，很难闻，妨碍我入睡，相信程度为 7 成。还有，我最近感冒了睡不好，这几天还得早起去实习，感觉要完蛋了，相信程度为 9 成。

治疗师：好的。现在我们再来思考一下，有没有不支持的证据呢？您试着找一找。

来访者：我想想。第一，这几天实习都挺轻松的，明天虽然要求带电脑，但老师不会为难我们，相信程度 6 成。第二，以前我是夜猫子，不管多晚都能睡好，相信程度 5 成。

治疗师：还有吗？

来访者：第三，镇静催眠药不是万能的，在医生的帮助下我一定能治好，相信程度 7 成。第四，换身衣服不就完了，磨磨唧唧的，相信程度 8 成。

治疗师：您还能寻找更多不支持的证据吗？

来访者：第五，今天买的药效果很好，很快就会好起来了，明天晚上能睡个好觉，相信程度 5 成。

治疗师：您很轻易就找到这么多反对的证据。从您的自我对话中，我看到您真的很用心在思考。经过这场"辩论"，现在您对失眠的相信程度和担心强度各有多少了？

来访者：各有 5 成吧。

治疗师：太棒了，您没有像一开始那样担心失眠了。总结一下整个心路历程：当您睡不着觉时，脑海中自动浮现"又失眠了！"的念头，这个想法是下意识的，是被您忽视的，同时也是片面的。在这个想法的影响下，您产生了担心和害怕的情绪，伴随紧张的生理感受，导致您难以入睡。这时候，我们不妨试着跟自己对话，看到内心深处的想法。

来访者：知道脑子里在想什么，还挺难的。"跟自己的内心对话"这个方法挺管用，我用这个技巧多练习几次。

治疗师：是的，识别自己的想法非常关键。接着，尽可能多地寻找支持和反对的证据。记住，这里一定是事实根据，而不是自己的推测。然后，重新评估最初想法的坚信程度和情绪强度。

来访者：我明白了！

治疗师：下一步您计划怎么做呢？

来访者：遇到这种情况就离开床坐会儿，等有困意了再上床。

治疗师：我相信您可以做到！下周的家庭作业是记录"思维日记"，包括具体的情境（时间、场合、人物、事件），自动化想法，情绪，身体感受，支持和反对的证据，重新评估想法的坚信程度和情绪的强度，以及行动计划。下次我们一起探讨。

来访者：好的，我会照着去做。

邵　岩　周　洋　孙洪强

北京大学第六医院

四、放松训练

来访者：当我准备睡觉时，我总感觉肌肉紧绷，能清晰地听见自己的心跳声。

治疗师：您可能比较紧张，影响您正常入睡了，不妨试试放松练习。

来访者：我不知道怎么放松。

治疗师：我带着您一起练习腹式呼吸吧。可以坐着、躺着或站立。现在，请调整您的坐姿，取一个舒服的姿势，双手轻轻叠放在肚脐的位置上，闭上眼睛，感受自然呼吸。吸气，呼气……您有什么感觉？呼吸和腹部运动之间有什么样关系？

来访者： 吸气时肚子凹进去，呼气时肚子鼓起来。

治疗师： 不对，保持放松，再仔细感受一下。（治疗师做出示范）吸气时，好比给气球打气，气球鼓起来了；呼气时，就像气球泄了气，瘪下去了。所以，吸气时肚子是鼓起来的；呼气时肚子是凹进去的。

来访者：（重新体验了一次）明白了，好像真是这样。

治疗师： 好的，带着这样的感觉，我们再感受几次自然呼吸，把所有注意力全部集中到呼吸这一件事情上。（闭上眼睛，共同体验安静状态下的自然呼吸。）

治疗师： 现在，我们开始深长呼吸。嘴巴微微闭合，用鼻子吸气，感受温润的气体在鼻孔周围缓缓流动，肚皮一点点向外鼓起来，持续4秒，心里默数4下。接着屏气7秒，心里默数7下。用嘴巴吐气，尽可能深、长地将气体呼出，直到呼不出为止，持续8秒。记住"4-7-8"原则，呼气时间比吸气时间长。在呼吸的同时，结合想象练习：吸入的是新鲜空气，随着血液循环灌输到全身各处，呼出的是经过气体交换后产生的废气，同时带走了我们的疲劳和焦虑。随着每次吸气、呼气，我们变得越来越放松，越来越平静。我们想象着来到一个静谧、祥和的场景，比如辽阔的大草原。我躺在舒服柔软的草地上，头顶是蔚蓝的天空，有轻盈舞动的白云，有自由飞翔的小鸟，可以嗅到泥土的芬芳，感受清风拂面，我特别放松，特别平静，就快要睡着了。我们也可以想象来到海边，光脚踩在细软的沙子上，金子般灿烂的阳光洒满了沙滩，成群结队的雪白的海鸥在歌唱，温润的海水轻吻我们的脚面，我变得懒洋洋，就快要睡着了。（安静等待1分钟）现在，请您慢慢张开双眼，看看周围。您感觉如何？

来访者： 我快要睡着了，现在我觉得非常放松。

邵　岩　孙洪强

北京大学第六医院

五、节律调整

治疗师： 您好，今天主要想和您聊聊您的睡眠情况，您能和我说说最近睡眠有什么困扰吗？

来访者： 我最近总是很难在正常时间入睡，就算按点睡着了，早上也起不来，白天没什么精神，工作效率特别低。

治疗师： 这种情况持续多久了呢？每天大概都是几点睡觉，几点醒来呀？

来访者： 有好几个月了，我一般凌晨 2:00-3:00 才能睡着，中午 11:00-12:00 才醒。

治疗师： 您这种情况可能是睡眠时相延迟综合征。这是一种常见的睡眠障碍，患病率在 1%~16%。主要表现就是在大家常规的作息时间内很难入睡和很难清醒，而且时间推迟至少 2 小时。您每天入睡和觉醒时间基本固定，都在凌晨 2:00-6:00 睡觉，白天 10:00-13:00 醒来，对吧？

来访者： 对对，就是这样。

治疗师： 如果您按照这个作息时间，睡眠的时长和质量是正常的，但一旦早上被强制叫醒，白天就会状态很差，影响工作和学习效率。一般对于 14 岁以上人群，平时工作日或学习日就寝时间在半夜或更晚；14 岁及以下人群，就寝时间在 23:00 或更晚，都需要高度警惕这个问题。

来访者： 那为什么会得这个病啊？

治疗师： 发病原因可能和遗传、环境还有自身因素有关。在这类人群中 40% 都有阳性家族史。另外，早上接触光线不足或者晚上总处在亮光环境中，就会加重睡眠时相延迟。还有那些对夜间光过度敏感，或者对早晨光不太敏感的人，也更容易得这个病。

来访者： 原来是这样，那我该怎么治疗呢？

治疗师： 治疗睡眠时相延迟综合征，主要有光照、褪黑素还有时间疗法这几种方法。不过在治疗之前，评估是很关键的。建议您先去医院找睡眠专业医生评估，如果确定是这个疾病，我们可以用一些小技巧来自我调整。

来访者：都有哪些小技巧呢？

治疗师：首先要养成健康的睡眠卫生习惯。尽量少摄入或者不摄入咖啡因、尼古丁和酒精；白天不要补觉；在预计睡觉时间前至少 2 小时不要参加太让人兴奋的活动。还有，周末起床时间最好别比平时晚 30 分钟以上，不然赖床也可能会加重睡眠时相延迟。

来访者：明白了，还有其他方法吗？

治疗师：还有时间疗法。如果您只是轻度睡眠不适，可以先设定一个目标就寝时间和起床时间，然后每周将就寝时间提前 1~2.5 小时，一直到晚上睡觉时间和早上起床时间跟目标差不多一致，之后就严格按照这个固定的睡眠觉醒时间表作息。但要是没办法坚持提早就寝和起床，也可以把每天就寝和起床时间都往后推迟，直到达到期望的作息时间。不过这种方法目前还没有足够证据支持它作为常规治疗，只是适用于难治性来访者。比如说，每 3 天或者每周把上床准备睡觉的时间和起床时间都延后 3 小时，慢慢调整作息。

来访者：听起来有点复杂，还有别的办法吗？

治疗师：光照疗法也不错。早晨接受光照能让昼夜节律提前，从而纠正时相延迟，这是调整生物钟安全有效的方法。每天早晨可以用宽谱白光灯箱或者晒晒太阳，接受 0.5~2 小时的亮光照射，光照强度在 2500~10 000 lux。到了晚上，至少提前 1 小时把卧室灯光调暗，营造昏暗的睡眠环境，这样有助于产生困意。

来访者：那褪黑素是怎么用呢？

治疗师：一般在时间疗法没效果的时候，可以用光照疗法加上定时服用褪黑素一起调节生物钟。建议在傍晚或者至少在睡觉时间前 1.5 小时服用褪黑素。不过要注意，虽然大多数来访者都能耐受褪黑素，没什么严重的不良反应，但可能会有胃肠不适、头痛、嗜睡这些情况。而且在很多国家，褪黑素被当作膳食补充剂，不受非处方药或处方药监管标准限制，长期安全性证据不太够，所以儿童、青少年还有育龄女性要谨慎使用。

来访者：好的，我了解了，太感谢您了。

治疗师： 不用客气，睡眠对我们每个人都很重要，不管处于什么年龄阶段，都要重视睡眠，保持规律作息，这样才能有好的精神状态。

胡思帆　王　丽　孙洪强

北京大学第六医院

典型案例

案例一：失眠障碍

案例概况

珍姐（化名），女，身高 160 cm，体重 55 kg，1971 年出生，本科毕业，公务员，工作已有 20 年，工作时间固定，8:00–12:00 和 14:30–17:30。已婚，因丈夫打鼾，影响睡眠，2 年前已分房睡，育有 1 子，儿子 24 岁，在外地读大学。2000 年无明显诱因开始出现失眠症状，表现为入睡困难，1 周 3 次，但睡眠质量尚可，不影响日常生活和工作。症状逐渐加重，2002 年寻求中医治疗，服用中药调理，症状有时有缓解，有时无缓解。2013 年，来访者父亲生病，作为独生子女，承担父亲的照料工作长达 9 个月，父亲去世后，加上工作压力大，失眠症状进一步加重，经常整夜未眠。自行开始服用曲唑酮 50 mg/片日高量 1 片，服药不规律，自行增减。2018 年起服用曲唑酮日高量 3 片无效，且失眠症状逐渐加重，每天都存在入睡困难，经朋友介绍于 2019 年到我院睡眠专科就诊，诊断为失眠障碍。来访者希望通过不使用药物的方式改善睡眠。遂予失眠认知行为治疗。

第 1 次访谈

> **主要内容：** 治疗前的评估。①首先了解来访者的基本情况，包含学历、职业、工作时间等；②睡眠情绪问卷问题评估；③介绍导致失眠的"3P"因素以及睡眠日记的填写要求和方法；④答疑和评价。

治疗师：珍女士，您好，我是您本次治疗的治疗师，我们今天主要内容是对您的情况进行一个全面的评估，这关乎您后续的治疗，希望您能告诉我您的真实情况。比如：您目前的学历、职业、工作时间、育有几个儿女以及他们的年龄。

来访者：医生您好，我是本科学历，目前是公务员，主要是负责一些文件档案管理工作，工作时间比较固定，通常是上午 8:00–12:00，下午 14:30–17:30。我老公也是公职人员，我们有 1 个儿子，现在 24 岁，在外地读大学，只有放假的时候回家，家里就我们夫妻两人。2 年前，因为我丈夫晚上打鼾，我受不了，就开始分房睡，但还是睡不着。

治疗师：很好，感谢您的信任。您提到您睡不着，我想具体了解下是从什么时候开始出现的，期间有没有治疗过，效果怎么样？家里是否有亲戚也有类似的情况？

来访者：我母亲也有入睡困难，但她没有接受治疗。我是在工作不久之后，大概 2000 年，开始出现失眠症状，入睡困难，一周两三次，睡着后质量还可以，并没有什么影响。直到 2002 年，那一年开始有明显的入睡困难，或者半夜醒后就没法再入睡的情况，去看了中医，吃中药进行调理，一开始是很有效果，但过后效果就逐渐不明显。中药治疗断断续续持续了 10 年。直到 2013 年，我父亲生了一场大病，我作为独生子女，需要承担照料他的责任，照顾他 9 个月后，他去世了。此后，我更加难以入睡，于是到市医院就诊，诊断"失眠障碍"，服用曲唑酮 50 mg 治疗，之后一直靠服用药物来帮助入睡，不吃药就难以入睡。但是长期服用药物，我又担心对身体不好，会产生依赖，便自行停药。失眠时间较长，我又害怕睡不好会影响身体健康，就又开始服用药物，就这样反反复复。2018 年底，曲唑酮效果开始逐渐下降，加大剂量后维持了约 1 年，到 2019 年底，曲唑酮完全没有效果了，加大剂量也没什么用，一晚上最多吃到 200 mg 都无法入睡，我开始担心害怕。后来在朋友的介绍下，来到这寻求专业的诊治，我希望能够通过不服药的方式改善睡眠。

治疗师：您觉得您目前哪个睡眠问题比较突出呢？入睡困难、无法维持较长睡眠、睡眠质量差还是早醒？一周有几天出现上述症状？白天是否犯困？早上起来感觉怎么样？

　　来访者： 我觉得都很突出，每晚都有入睡困难，每晚睡到半夜总是容易醒，而且感觉没有睡着。我们家旁边是马路，我每天晚上都能听到汽车经过的声音，我觉得睡眠质量很差，而且我很早就醒了，只是我不想起来，整个人很不舒服，早上也很没精神，但是我白天又不会犯困，想补觉也睡不着。我是不是很严重？已经没办法治疗了？医生您有遇到过我这样的来访者吗？

　　治疗师： 珍姐，您不用太担心，相信我们，我们是专业治疗失眠的医师，像您这样的来访者很常见。除了上面我们提到过的睡眠问题外，您身体方面还有没有其他的问题或不舒服呢？另外，您平时睡不着或者晚上醒来的时候一般会做些什么事情呢？看手机吗？

　　来访者： 谢谢医生，我也是相信您们才过来寻求帮助的，我之前看中医的时候，中医说我气虚，其他好像就没什么问题了。我晚上一般醒过来或者睡不着的时候是会看看手机，看下几点，看看有没有什么消息之类的，如果睡不着有时候会看点电子书或者听点音乐，以前年轻的时候看着听着就能睡着。对了，我还尝试过喝红酒，听说喝红酒可以帮助睡眠，但好像没什么效果。

　　治疗师： 喝酒可以帮助入睡，但是它会破坏睡眠结构，会引起早醒，其实是不利于睡眠的。通过您的讲述，我已基本掌握您的情况，现在我们一起来进行分析。分析前先向您介绍下失眠的成因，简称"3P"因素。"3P"因素分别指易感因素、诱发因素和维持因素。易感因素是指容易产生失眠的个人特质，比如人格特质（容易情绪化、要求过高、有完美倾向等），有家族史等。您的母亲也有失眠的问题，您容易出现担心焦虑的情绪，具有失眠易感因素。但具有易感因素并不一定就会发展为慢性失眠，这往往还需要另外两个因素。诱发因素是指导致失眠开始发生的事件，比如：压力事件、转换工作时间或睡眠时间、退休、生小孩、更年期等，都可能出现短期的失眠。您的失眠是工作不久后出现的，开始工作是 1 个诱发因素，2013 年父亲生病、病故又是 1 个诱发因素，您的失眠变严重。失眠出现后为什么长期存在？这就是第三个因素在起作用了。维持因素指那些让失眠长期持续的因素。例如：睡眠情境与焦虑情绪的联结、不良的睡眠习惯、失眠相关的不良信念、镇静催眠药的不当使用等。这些都是让您失眠加重并持续的原因。

来访者： 医生，我这种情况要怎么办？要怎样摆脱这种现状，我实在是太难受了。

治疗师： 不用担心，我交给您一个家庭作业，需要您每天完成，这是帮助我们了解您每天睡眠情况的重要工具——睡眠日记。您看，这里有几点填写的注意事项，如您不明白可以及时提问。睡眠日记分为以下几部分，第一部分是夜间睡前填写的，主要填写您当天的三餐时间、运动情况、是否食用影响睡眠的食物如咖啡、奶茶、烟酒等，以及填写白天午睡情况和当天的情绪感受。第二部分为睡醒填写，主要反应夜间睡眠情况和早上醒后的情绪感受。以下几点需注意：①每天早上起床第一件事便是填写睡眠日记，避免拖太久，记忆模糊；②这里有 4 个时间，注意上床时间和熄灯时间，如果上床后没有马上睡，还在看手机或者做其他事，那么熄灯时间是在上床时间后，即什么都不做闭眼睡觉这个时间点；③醒来时间和起床时间，指的是最后一次醒来的时间，如果夜里中间有醒，又有继续睡着那么不算，起床时间也是指最终起床了这个动作的时间点，夜里起夜，又重回床上的不算。

来访者： 好的医生，我明白了，我会认真填写的，谢谢您！

治疗师： 很好，我们今天的第一次访谈到此就结束了，接下来请填写好睡眠日记，回去后完成以下家庭作业，请根据今天所讲的导致失眠的"3P"因素，对您的生活习惯进行审视并归类，下一次访谈我们会一起看看您的睡眠日记和审视后的变化。

来访者： 好的，谢谢医生。

注意事项

（1）首次评估时间不宜过短，应详细评估来访者睡眠的情况，尽可能具体，并从中找出影响睡眠的可能原因，作为新手治疗师或者对收集信息时间限制，让来访者在面对面进行评估之前完成本实操手册中的基本信息采集表。

（2）帮助来访者了解导致失眠的"3P"因素，并引导来访者结合来访者本身的特点分析自身失眠发生发展的原因。

（3）认真指导睡眠日记的填写，并强调记录睡眠日记的重要性。

第2次访谈

本次访谈既可以基于实操手册，对应完成相应的内容，也可基于实际情况进行相应的调整，但须完成以下基本内容：①评估来访者睡眠和情绪变化以及依从性；②教会来访者认识睡眠并介绍睡眠限制的方法，同时向来访者进行睡眠健康教育；③总结上周睡眠日记的情况，并制定下一周的睡眠处方；④总结答疑和评价。

治疗师： 您好，珍姐，今天是我们的第2次访谈，我们先进行以下几个量表的测评。

来访者： 好的，我已完成填写。

治疗师： 通过对您的睡眠日记和量表的评估，您的依从性还是很高的，但是有一天未填写，是什么原因呢？另外根据您的评估可以看出您本周的睡眠质量较差，情绪较焦虑。接下来，我们通过一步步的学习，掌握科学睡眠的方法，并持之以恒严格执行，让睡眠质量一点点提高。接下来的课程也会教您一些放松身心的方式，减轻您的焦虑情绪。那我们正式进入今天的主题，首先，向您介绍科学的睡眠，让您重新认识睡眠，并教会您睡眠限制的方法；其次，总结上周的睡眠日记并制定接下来的睡眠处方；最后，总结上次留下的作业并进行答疑和睡眠健康教育。

来访者： 我是有认真对待的，但是上周我老公有一天晚上突然不舒服，我陪他到医院留观了一天，日记我没带在身上，就忘填写了，不过那天晚上我基本没有睡。我确实还是比较担心，一方面是自己的身体，另一方面是我爱人的身体健康状况。上次的作业我有完成，自己做了点调整。

治疗师：好的，那我们开始了。睡眠主要由 3 个系统进行调控，分别为"内稳态系统""昼夜节律系统"和"清醒系统"。内稳态系统通过保持长时间清醒来积累腺苷，让我们晚上能快速入睡。昼夜节律系统借助光照调控褪黑素参与睡眠调节，这个系统容易因生活习惯和电子产品的使用而出现混乱。清醒系统会激活我们大脑，它与睡眠的作用是截然相反的；当您紧张、焦虑时，清醒系统被激活，它会压制另外两个系统，从而保持清醒，所以情绪的波动对睡眠的影响很大。

来访者：如果这样，我是不是应该白天尽量不睡觉，直到晚上再睡？然后睡觉的时候尽量让自己放松下来？

治疗师：是的，很好，您已基本掌握科学睡眠的方式，这就是我们接下来要讲的睡眠限制，通过睡眠限制，即缩短您的卧床时长，利用内稳态系统，来增加您对睡眠的渴望，增加睡眠驱动力，从而提高睡眠效率，改善睡眠。从您上周记录的睡眠日记来看，您的睡眠时长其实远远小于卧床时长，总结您上周的情况：前一晚 22:30 左右上床，早上 7:30 起床，平均卧床时长 9.1 小时（546分钟），平均睡眠潜伏期 87 分钟，平均觉醒次数 4 次，夜间总觉醒时长 106 分钟，平均睡眠时长 5.6 小时，平均睡眠效率 64.7%，白天卧床最长 2 小时。睡眠效率＝（平均睡眠时长／平均卧床时长）×100%＝$[(546-87-106)/546]$×100% ≈ 64.7%。睡眠效率低直接影响睡眠质量。为此，我们将夜间清醒的 87分钟和 106 分钟剔除，缩短卧床时长，在上床时间 22:30 基础上延迟 87+106分钟，约为 1:30，结合平时的起床习惯和适当的限制，早上 7:00 起床。对此，我们下一周的睡眠限制为夜里 1:30 上床，早上 7:00 起床。注意不管前一天晚上睡得怎么样，第二天白天都不能睡觉，虽然短期的睡眠剥夺，第二天会很不适，但是坚持下去，您会有长期的收益。

来访者：医生，我能不能不要那么晚睡觉，我听中医说晚上 23:00 前睡眠是有助于身体排毒的，这么晚睡我怕对身体不好。您让我半夜 1:30 上床，我要 2 小时才能入睡，那岂不是天快亮了我都没睡着。

治疗师： 珍姐，您的这个想法是很多失眠来访者都存在的一个问题，这个想法本身就存在误区，您还记得我们刚刚学习过的三大系统吗？保持长时间的清醒会累积大量的腺苷，内稳态系统达到平衡，这时候上床，您是可以很快入睡的。您担心和害怕睡不着，这样会激活清醒系统，会压制内稳态系统而无法发挥作用。刚开始有可能会出现难以入睡和不适，但只要您坚持，很快就会有明显的改善。

来访者： 好的医生，我先按您说的去做。

治疗师： 好，经过上一次的学习，我们都知道，失眠的持续是由于维持因素的影响，那么通过您自己的审视，我也看到了您的想法和改变。①原先，睡前一直看手机，直到困了才睡，可能影响昼夜节律系统；现在，上床后半小时内能主动放下手机不看。②原先，晚饭后喝茶，可能影响清醒系统；现在，晚饭后喝水。③原先，中午午睡 2 小时，睡太久可能影响内稳态系统；现在，中午午睡减少 1 小时。④原先，晚饭后聊天、看电视，可能影响清醒系统；现在，晚饭后散步。这些做得很好。还有几点睡眠健康的知识点需要您关注并能养成习惯，持之以恒。①午饭后不喝咖啡、浓茶；②睡前避免过饥过饱；③睡前 2 小时不看电子产品，不运动；④半夜醒来不要看时间，不看手机；⑤不管睡得如何，第二天不要午休、躺床、打盹。

来访者： 前面四点可以，我能坚持做好，但是第五点，我想我很难不午睡，因为中午不午休，下午我会很累、很没精神，无法工作。

治疗师： 很好，您能全部做到最好，您可以先尝试着不午睡，如果受不了，那么请控制午间躺在床上的时长在 30 分钟内，这样做是为了不影响内稳态系统，为了积攒更多的腺苷，有更强的睡眠驱动力，这样可以加快入睡，解决入睡困难。您还有没有其他问题，如果没有的话，那么接下来一周请严格执行睡眠处方，期待下一周同一时间的访谈。

来访者： 我尽力去完成，感谢医生，我没有其他问题了，我会坚持执行睡眠处方的。

注意事项

（1）强调白天尽量不要午睡，必要时可以将午睡时长控制在30分钟内。

（2）白天除特殊情况外，任何时间禁止打瞌睡或平躺闭目养神。

（3）提醒来访者短期睡眠剥夺可能引起不适，但只要坚持便会开始获益，且睡眠限制期间建议不要驾驶车辆。

第3次访谈

主要内容：①依从性评估和睡眠、情绪及相关情况的问卷评估；②介绍刺激控制的方法和进行睡眠卫生健康教育；③总结上周睡眠日记和问题，更新睡眠处方；④总结答疑和评价。

治疗师：很快一周又过去了，我看您今天的脸色和精神状态都很不错。

来访者：是的，医生，很感谢您的帮助，我觉得这个治疗很有效果，我这周虽然很晚才上床，但是基本上每次上床后，不到半个小时，我就睡着了，有时候睡到天亮，但有时候半夜还是会醒，而且有时候要醒好久，具体我也不记得是多长时间，就是很难受，翻来覆去，感觉要好久才能睡着。

治疗师：依照惯例，我们先做下评估。本周的依从性很高，达到90%以上，另外这次的情绪和睡眠质量等量表评分对比上次也有明显提高。总结下您上周的情况：平均卧床时长6小时，平均睡眠潜伏期6分钟，平均觉醒次数2次，总觉醒时长最长20分钟，平均睡眠时长5.6小时，平均睡眠效率90.9%，白天无午睡。执行得很不错，睡眠效率有明显提高。但是早上有些许赖床，有一天赖床2小时。由于这周的睡眠效率达到90%以上，下一周提前20分钟上床，但请不要赖床。下周睡眠处方：夜里1:10上床，早上7:00起床。另外，针对您上周出现的问题，出现醒后睡不着怎么办？我们带着问题一起进入今天的主要内容——刺激控制，刺激控制是治疗失眠最有效的方法，通过减少睡眠环境中与睡眠不相符的刺激，在床上只做与睡眠相关的事情，从而帮助我们重新建立正确的睡眠与床和卧室的联结。简单来说，就是把原先躺在床上睡不着的情况打破，重新建立床与睡眠的联结，让您躺到床上便能睡着。

来访者： 那我具体应该怎么做呢？

治疗师： ①在床上只是睡觉（或性生活），避免做其他事情；②只有困了再上床；③上床20分钟后睡不着便要起床，等到有睡意再上床，如果上床后仍无睡意，那么重复直到困了再睡；④无论前一晚睡得怎么样，第二天都必须按时起床。

来访者： 那半夜要是睡不着总是起来，岂不是很痛苦？如果整晚都不困，那不是都不用睡了？

治疗师： 根据我的经验，来访者出现整晚都不困或不睡的情况是很少见的，最多就是睡眠时长减少而已，睡眠与床的联结建立起来后都睡得很好。

来访者： 好吧，我尽量尝试下。

治疗师： 起来后您可以尝试一些放松的训练，比如腹式呼吸、正念冥想等。特别注意，睡不着离开房间的时候，不要带着自己最终还会回到床上的念头。另外，起床后注意保暖，进行的活动要温和、平静、少刺激，灯光应尽量暗一些，不要吃东西或使用电子屏幕。学会识别困倦和疲劳（例如，打哈欠、无法睁眼、打瞌睡）。

来访者： 好的，医生，我会注意的。如果晚上睡不着，起来看会书，或者听听音乐可以吗？

治疗师： 晚上睡不着，起来可以看书，但是请选择一些比较无聊的书籍，不要看小说和工作相关的内容。另外可以选择一些比较柔和的轻音乐，但最好是使用语音唤醒智能音箱进行播放，避免使用手机，以免激活清醒系统。

来访者： 明白了，我会好好遵守保持夜里1:10上床，上床后睡不着就起来，直到困了再上床，最后7:00起床。但如果我夜醒次数太多，整体睡眠时长不足，白天特别累、特别困倦想睡、打瞌睡怎么办？能稍微休息下吗？

治疗师： 第二天有可能会遇到非睡觉时间困倦，但请保持清醒，提前规划好可以帮助自己达到清醒目的的活动（比如洗脸、走动、转移注意力等）。不要躺床，避免打瞌睡，坚持到睡觉时间，相信您可以做到，期待您的进步，如果没有什么问题，咱们就下周见。

来访者： 好，谢谢医生。

注意事项

（1）治疗师需要讲清楚刺激控制的理论和具体方法，让来访者能够具象化去执行，避免空谈而导致执行力不足。

（2）一定要强调夜间困了才能上床睡觉，非睡觉时间一定要尽可能保持清醒。

（3）为了重新建立"睡眠＝床"的联结，来访者需要一定时间的坚持，治疗师应给来访者一定的信心和鼓励。

第4次访谈

主要内容： ①依从性评估，睡眠、情绪及相关情况的问卷评估；②引导来访者认知重建；③总结上周的睡眠情况，更新睡眠处方；④总结答疑和评价。

治疗师： 很高兴看到您这周又有新的进步和提高，依从性评分很高，失眠严重程度指数量表、广泛性焦虑量表、匹兹堡睡眠质量指数量表分数均有明显降低，表示失眠和焦虑情绪有明显的改善。这次访谈的目的是改变您对失眠的认知偏差，改变对睡眠问题的非理性信念和态度，避免负面情绪与失眠进入恶性循环，从而建立自己能有效应对失眠的信心。您可以想想之前那些不好的想法，问问自己，就算这些不好的想法是正确的，那它产生的后果真的很可怕吗？

来访者：谢谢医生的帮助，我也感觉到有明显的改善。这段时间我在想，如果真的一直睡不着，第二天是不是真的整个人就没法工作以及身体出现问题，但这么多年过去了，身体状况并没有很糟糕。这几周的治疗过后，我明显感觉到，我能掌控自己的睡眠，并不再像以前一样担心和焦虑会睡不着。

治疗师：是的，有些人总觉得自己一定要睡够 8 小时，不然就会生病。其实睡眠需求因人而异，睡眠时间没有一个绝对的标准，只要第二天精神状态良好，不影响生活和工作，睡眠时间就是足够的。

来访者：原来是这样，我之前老是觉得没有睡好，我就会没有精神和精力完成工作，就会出现各种差错，甚至连社交都一直回避。

治疗师：把诸多不顺利都归咎于失眠有些以偏概全。一些人会把一件小事情无限放大，将事情的后果严重化，但其实仔细想想，失眠引起的问题真有那么严重的后果吗？所以只关注不好的一面往往会不断地激活您的情绪和清醒系统，使失眠加重，一旦加重又会强化不良信念和认知，这样就陷入了恶性循环中。因此，我们对这些问题和困难要有清晰的认识，把睡眠和他们分开，虽然会有一定影响，但也不至于发展到十分严重的地步。

来访者：通过这段时间的学习和睡眠的改善，我也认识到我把失眠这件事看得太重了，确实是以偏概全，将后果严重化，总觉得只要一失眠，什么事情都做不了，健康就会离我远去。直到我执行了"失眠认知行为治疗"，我才意识到其实我几乎没怎么睡，但第二天工作我还是能完成的，只是感觉很累，都是情绪和想法在作怪，不断把问题、后果放大，现在想想基本上过后都没有想象中那么严重的事情发生。

治疗师：是的，所以我们需要理性地看待失眠的不良后果，不要把所有问题都归咎于失眠，不要过度担心自己失去了控制睡眠的能力，保持自然入睡，避免过度关注和努力尝试，也不要因为一两晚的睡不好就产生挫败感，也不要有睡不够要补偿的心理。本周您的睡眠效率大于 90%，睡眠时间有所增加，下周的睡眠处方调整为：夜里 00:50 上床，早上 7:00 起床，请严格执行。您还有没有什么问题？

来访者： 好的，谢谢医生，我会按这个新的睡眠处方调整，我没有其他疑问了，谢谢医生的耐心讲解。

治疗师： 我们下周同一时间再会。

> **注意事项**
>
> 　　本次访谈要引导来访者思考自身不合理的信念，并给出相对应的合理信念，重构对睡眠的认知，保障科学的睡眠方式。

第 5 次访谈

> 　　**主要内容：** ①依从性评估，睡眠、情绪相关问卷评估；②学会至少 2 种放松训练；③总结睡眠日记并更新睡眠处方；④指导镇静催眠药减药计划；⑤总结答疑和评价。

治疗师： 珍姐，通过本次的评估，您本周的睡眠质量很高，睡眠效率 95%，这周可以再提前 20 分钟上床，也就是夜里 00:30 上床，早上 7:00 起床，但我发现您这周的情绪并不是很好。

来访者： 是的，医生，最近我老公身体又开始不舒服，加上单位年底事情很多，压力有些大，常常很心烦，有时候特别焦虑。焦虑的时候，我就想吃点药物帮助入睡，又会开始想失眠的事情，担心这个治疗也像以前的治疗一样，好一段时间后又开始失眠。

治疗师： 您已经学习了如何科学睡眠，也知道失眠是怎样形成的，即便遇到影响睡眠的事件，但只要您保持良好的睡眠习惯，会有好睡眠的。

来访者： 如果我第二天有急事，很焦虑、担心的话，能不能吃点安眠药辅助睡眠呢？

治疗师： 可以的，如果您短期内有重要的事件要处理，晚上出现担心、失眠，是可以使用安眠药，但使用后如果您想撤下，请按这个方式进行减药，每周服用剂量减少1/4，直至最小剂量，再到停止。当然，如果能够通过其他方式缓解焦虑的话，咱们首选还是不使用安眠药，今天我将会指导您进行放松训练。

来访者： 好的，我尽量不吃药，但如果吃了，是不是这样减量，可以减停。

治疗师： 没错。今天我会教您2种放松训练的方法，一种是腹式呼吸，另外一种是肌肉渐进式放松。接下来请跟着我的指导语进行放松，首先，取一个舒适的坐姿，拿掉您的眼镜，然后轻轻地闭上眼睛，一只手放在胸口，另一只手放在腹部，感受您的呼吸，吸……呼……很好，这两个训练请每天至少完成1次，它们将给您提供放松身心的帮助。

来访者： 好，谢谢医生，什么时候进行放松训练比较合适呢？

治疗师： 当您不熟悉时，请不要在睡前使用，避免做不好反而焦虑，其他时间只要您有空，可以练一练，占用的时间并不多，熟悉了，一旦感觉焦虑紧张，就可以派上用场了。还有没有什么问题，如果没有，今天的访谈到此结束。

来访者： 没有了，好的医生，我一定每天坚持训练。

注意事项

（1）治疗师指导来访者的减药计划，务必让来访者清晰地领会，并且在减药期间如有不顺利或情绪变化可先维持1周，隔周再减量，具体可参考实操手册中的减药方法部分。

（2）治疗师指导并指出来访者放松训练中的不足之处，且让其评价执行的难易程度，是否有不懂或者抵触，放松训练方法和种类很多，不强迫每一种或某一种一定要学会，可选择合适来访者的进行。

第6次访谈

> **主要内容：**①依从性评估，睡眠、情绪相关问卷评估；②失眠疗效的评估；③总结睡眠日记并指导睡眠时间的调整；④确定复诊的时间；⑤总结答疑和评价。

治疗师：最后一次访谈了，通过将本次和第一次的评估进行对比，我们可以看到您有明显的进步和改善，从一开始平均卧床时长9.1小时，到现在6.5小时，虽然卧床时长短了，但是平均睡眠潜伏期从87分钟变为5分钟，平均睡眠时长增加了近1小时，平均睡眠效率也从64.7%提升到98.5%，睡眠质量明显改善，情绪各方面也明显稳定了。

来访者：谢谢医生的帮助，但我以后如果还是想再早点睡可不可以？

治疗师：可以的，只要您的睡眠效率在90%以上，您就可以每周提前15～20分钟上床，直到达到您预期的上床时间，但是，如果您发现睡眠效率仅有85%左右，那么请不要再提前，您的睡眠能力已经到了顶点，如果还想早睡，需要整个睡眠时相前移，即上床和起床要同步提前，也就是要早起才能早睡。

来访者：也就是说，假设我现在每晚睡6.5小时，我如果想23:00睡，就得5:30起床。

治疗师：对的，前提要看您的睡眠效率怎么样，就像您这次睡眠效率在90%以上，那么下周可以晚上00:15上床，早上7:00起床。

来访者：好的，我明白了，我没有其他问题了。

治疗师：好，那么我们整个治疗就结束了，感谢您一直坚持到最后。后续如果没有特殊情况，您就3个月后、半年后、1年后到睡眠门诊复诊。

来访者：好的，感谢医生，感谢。

注意事项

（1）最后一次访谈治疗师要注重前后的对比，能让来访者看到自己努力的结果和治疗前后的明显变化，更能让来访者继续保持良好的信念和信心持续坚持；

（2）治疗师指导来访者学会自己如何调整睡眠时间，以便应对自身的需求；

（3）最后必要时可以商量复诊时间，以便后期随访。

案例经验总结

1. 案例总结

来访者经过6次访谈和治疗，平均睡眠潜伏期从原来的87分钟缩短为5分钟，平均睡眠时长增加49分钟，平均睡眠效率从原来的64.7%提升至98.5%，睡眠质量明显改善，情绪各方面较前稳定。

2. 经验总结

（1）正向的反馈是比较容易的，往往难的是负向的问题，在每个负向问题上，我们要跟来访者探讨这类问题的原因，并指导如何发现和改变。

（2）每次访谈尽量把控好时间，对于一些评估和评分，可以在治疗开始前进行，避免占用过多的访谈时间而导致访谈时过于匆忙，来访者未完全领悟便草草了事，就容易出现依从性差、执行力弱等问题。

（3）来访者有些观念根深蒂固，治疗师不要一开始就反驳，避免来访者进入自我防御，完全听不进治疗师的建议，治疗师应该用引导的方式让其尝试，并在这个过程中动摇来访者的想法，让来访者自己认识到自己的错误，从而积极地改正。

李　韵　张坚昇　戴妍源

汕头大学精神卫生中心

案例二：焦虑障碍共病失眠障碍

案例概况

来访者刘女士，女，48岁，身高168 cm，体重65 kg，大学文化，会计，育有1子。睡眠差反复发作10年余，加重6个月。来访者自诉10年前无明显诱因下出现睡眠不好，入睡困难，入睡后睡眠尚可，对白天生活和工作影响不大；最近半年来，失眠加重，尤其是第二天有事情，会更加严重，偶尔会服用艾司唑仑0.5 mg改善睡眠，自觉有效；半年前因为岗位变动、家庭事件等因素出现无法控制的担忧，肌肉紧张，易激惹，失眠更加严重，入睡困难，夜间易醒，醒后难以入睡，白天容易紧张、担心、多想、烦躁，同时伴有胃肠道不适、肩背酸痛、心慌、胸闷等躯体不适症状；自觉前一天睡眠好一些，这些症状会有所缓解，但不会消失，常常感觉下午症状更加严重一些，对睡眠和身体健康十分担心。自行每天晚上服用艾司唑仑1片，但对睡眠改善不明显，故来院就诊，诊断为焦虑障碍共病失眠障碍，予以抗焦虑药物治疗和失眠的认知行为治疗。

第1次访谈

> **主要内容**：①采集来访者基本信息和睡眠状况，做问卷评估；②共同探讨"3P"因素，探讨失眠和焦虑的关系；③探讨行为（认知）管理对睡眠的重要性，引入CBT-I，增强来访者治疗动机，提高依从性；④学会填写睡眠日记；⑤贯穿睡眠卫生健康教育；⑥建立好医患关系。

来访者：医生，我失眠这么多年了，还能治好吗？

治疗师：刘女士您好，要把长期慢性失眠治好，我们需要处理两个关键问题，第一，把情绪问题处理好，焦虑会加重失眠，当然，失眠也会加重焦虑，所以情绪处理好非常重要；第二，把生物钟建好，就是把失眠认知行为治疗坚持好。

来访者：我应该做点什么才能把这两个关键问题处理好？

治疗师：三句话：规范用药，严格训练，认真评估；三颗心：信心、耐心和恒心。信心是指对治疗方案要有信心，耐心是指失眠的好转需要一个过程，恒心是指每天坚持执行医嘱，最终实现不吃药睡好觉的目标。

来访者：我失眠已经很多年了，到各个医院去就是配配药，有时也会管用一段时间，还从来没听说过不吃药就可以治好失眠。

治疗师：是的，药物治疗确实是治疗失眠的重要方式，不过还有一种不吃药的疗法，称为"失眠的认知行为治疗"，简称"CBT–I"。首先，"失眠光靠吃药是不行的"，正如治疗高血压一样，降压药固然重要，但平时的饮食和运动也很重要，这些称为行为管理。失眠也一样，它们都属于慢性病，安眠药虽然可以帮助您解决一晚上睡不着的问题，但更重要的是要做好日常的行为管理，这才是"治本"的方法，而"CBT–I"就包含日常的行为管理。只不过CBT–I不像吃药那么简单，它需要您付出一天又一天的努力，这就是前面提到的恒心，当您掌握这种方法，就不用再担心安眠药的耐药性、副作用。这也比一次次去医院配药经济许多，甚至掌握了这种方法以后，可以自己管理自己的失眠，毕竟睡眠是贯穿人一生的大事。

来访者：我真的是被失眠困扰太久了，这些药在我身上也不太管用了。如果能不吃药睡好觉真是太好了，CBT–I到底要怎么做？

治疗师：正式学习之前，我们需要了解您的基本信息，并完成问卷评估，这是对症下"药"的第一步，只不过这个药不是传统的药物，而是"CBT–I"。您睡眠不好有多久了？

来访者：断断续续有10年了，时好时坏，半年前加重，感觉整晚都没睡着，实在是熬不住了。

治疗师：半年前有什么事情发生吗？

来访者：一是岗位变动，我每天都会担心有没有把工作做好；二是女儿也要结婚了，我很害怕她的婚礼会出什么岔子，想给她一个完美的婚礼。

　　治疗师： 听上去您好像总是有事情要担心。以前您也是这样的人吗？做事情非常仔细、认真，追求完美。

　　来访者： 是的，我做事一直比较仔细。

　　治疗师： 您提到整晚都睡不着，能再具体讲讲吗？

　　来访者： 也并非一点都没睡，只是我一晚要醒来 3、4 次，醒来后要花 1~2 小时才能睡着。

　　治疗师： 最开始入睡有困难吗，这样的睡眠一晚实际能睡多长时间呢？

　　来访者： 入睡也很困难，没 1 小时睡不着。每晚实际睡着的时间也就 1~2 小时吧。

　　治疗师： 白天感觉怎么样？

　　来访者： 白天感觉心慌胸闷，注意力不能集中。当然睡不好之前也这样，如果晚上没睡好，症状会更加严重。中午想睡一会儿，也睡不着，总是迷迷糊糊的状态。

　　治疗师： 好的，我已经明白了您的大致情况。还需要您填一份更加详细的问卷评估，就像高血压的人要定期测量血压一样，这份问卷评估可以反映您过去 1 个月的总体情况，定期去做，就可以发现睡眠变化的趋势和规律，反馈疗效。

　　治疗师： 结合您的评估结果，我们一起来看看哪些因素导致了您的失眠。首先影响失眠的因素可以分为易感因素、诱发因素和维持因素。易感因素是指个体在生理、心理或社会方面的特征，使他们容易发展成失眠，比如说女性就是比男性更容易失眠，完美、仔细的性格特征也容易失眠；诱发因素是指导致失眠开始的直接触发因素，通常是短期的，涉及环境或生活中的变故，例如您提到的岗位变动、女儿结婚等；维持因素是指已经出现的失眠症状在持续发生过程中，进一步维持并加重失眠的因素。失眠本身也可能成为一个自我维持的循环，比如您白天去补觉的行为，还有对睡眠过度担忧的负面认知等。

　　来访者： 原来是这样，那我如何改变这些因素呢？

　　治疗师： 接下来的 5 次访谈我们将针对上述因素一一破解。过程中需要您谨记"三句话，三颗心"：规范用药，严格训练，认真评估；耐心、信心和恒心。规范用药是指规范服用抗焦虑药物，因为睡眠和情绪之间关系密切，睡眠会随着焦虑情绪的缓解而改善，前期靠药物，后期通过放松训练来缓解。耐心是指睡眠的改善需要一个过程，是在起起伏伏中前进，而非一马平川，根据我们多年的数据积累，入睡困难4周左右会解决，解决早醒需要更长的时间。因此，您要对我们的方案有信心，很多来访者都已通过CBT-I做到了不吃药、睡好觉，这期间需要您严格训练，保持一颗恒心，日复一日地去做，对预防复发也很重要。定期评估，有利于发现您睡眠的规律。

来访者：好的，我明白了，三句话，三颗心。

治疗师：我已将睡眠日记和填写方法发送给您，下周我们将根据睡眠日记来探讨睡眠限制。

来访者：好的。下周见。

注意事项

（1）第一次访谈的核心是建立好医患关系，获得来访者的信任，访谈顺序可以灵活调整，优先抓住来访者最担忧的痛点，其余内容的展开则可顺水推舟。

（2）总体的治疗方案要和来访者讨论，增强来访者的信心和依从性。

第2次访谈

主要内容：①回顾上次学习的内容，解答来访者回去执行后遇到的疑惑和困难；②分析睡眠日记；③共同探讨"睡眠限制"，制定睡眠处方；④贯穿睡眠卫生健康教育。

治疗师：很高兴您能按时来到诊室，睡眠日记填得怎么样？有没有遇到什么困难？

来访者：我遇到 3 个问题：感觉估计不准，睡眠很差的时候不知道怎么填，可以看时间来填睡眠日记吗？

治疗师：睡眠是个非常主观的感受，不需要您精准地去填写，也不需要您看时间，只要有一个大概的感觉就好。另外，我们看的是您一段时间的变化，而不是某一天的，是自己和自己比较，只要您有一个一贯的标准去填，这样就没问题。

来访者：明白了，只要我自己填写的标准不变动就没有问题。

治疗师：从睡眠日记来看，您晚上 21:00 多就躺床上，要花 2～3 小时才能睡着，睡着以后也容易醒，早晨差不多 8:00～9:00 起床，实际睡着的时间也就 3～4 小时，卧床时长大概有 10 小时，睡眠效率 =（睡眠时长 / 卧床时长）×100%，可以得到您的睡眠效率在 30%～40%，确实是偏低的。那您在夜里是这样的睡眠，白天还会补觉吗？

来访者：我中午没事也会睡 1 小时，但我睡不着。到了下午看电视反而会犯困，打打瞌睡。

治疗师：明白了，您原来的睡眠是卧床时长很长，但是很难入睡，睡着了也容易醒，10 小时的卧床时间导致您睡眠驱动力（您可以通俗地理解为"困意"或者"饥饿感"）被分散掉了；而白天又去补觉，导致睡眠驱动力又被用掉了，到了晚上自然没什么困意了，就容易出现入睡困难；所剩无几的困意又被稀释到 10 小时的卧床时长里，自然容易睡睡醒醒。就像吃饭一样，中午吃了顿饱饭，下午再吃点零食，到了晚餐自然没什么胃口。睡眠也是一样的，刚开始做睡眠限制，您会感到夜晚睡不够，白天也犯困，也不要去补觉，把困意保留起来留到晚上去用。当然，这需要一个过程，也就是"三颗心"中的"耐心"。4 周左右，入睡困难将得到解决，白天嗜睡将在 2 周左右达到顶峰，此后逐渐缓解。

来访者：我明白了，是通过睡眠限制把我的困意保留起来，留到晚上更高效地利用，而不是白天消耗掉。这样以后睡觉依赖的是我自己身体产生的困意，而不是依赖安眠药带来的镇静作用。

治疗师：您理解得没错。您现在的平均卧床时长为 10 小时，平均睡眠时长为 3.5 小时，睡眠效率约为 35%。我们将通过限制卧床时长逐步来提高睡眠效率，建议您卧床时长少于 7 小时，具体的上床、起床时间可以根据日常生活习惯来制定。

来访者：我可以晚上 23:00 上床，早上 6:00 起床。

治疗师：这个卧床时长不会一直是 7 小时，当睡眠效率 ≥ 85% 时，可以延长 15 分钟。此外，白天犯困时，建议您不要去补觉，中午尽量避免午睡，特殊情况下也不要超过 20 分钟。所以这次回去需要您继续填写睡眠日记，下周我们学习 CBT-I 的其他内容。

来访者：好的，这我可以做到。

治疗师：了解到您睡前有健身的习惯，建议将健身活动安排在下午，因为睡前剧烈运动，会引起交感神经兴奋，入睡更加困难。

来访者：原来是这样，怪不得每次健身后都感觉更难入睡了。

注意事项

（1）睡眠限制比较违反失眠来访者的认知，来访者可能会抵触，治疗师要注意充分解释原理。

（2）事先告知来访者前期可能产生的困倦、睡眠变得更糟，引导来访者建立合理预期可以减少脱落。

第 3 次访谈

主要内容：①回顾上次学习的内容，解答来访者遇到的疑惑和困难；②完成阶段性评估；③根据睡眠日记更新睡眠处方；④共同探讨"刺激控制"；⑤贯穿睡眠卫生健康教育；⑥探讨焦虑情绪和躯体症状缓解对睡眠改善的重要性。

治疗师： 您好，上次我们学习了睡眠限制的内容，您回去做得怎么样呢，有没有遇到困难？

来访者： 我有时一晚上都睡不好，到了早上反而想睡觉，但是又到起床时间了。

治疗师： 有很多人存在这种情况，原定是 6:00 起床的，但是起不了床，因为昨晚睡着已经很迟了。但睡眠限制是不允许这样的，不管您昨晚几点睡着的，早上一定要按原定时间起床，很多人不理解：失眠的人难得睡着了，还不让睡？是的，就是不可以睡，因为睡觉是每天都要睡的，您今天早上赖床了，那么您今天晚上会继续入睡困难，明天早上继续赖床，这样会导致恶性循环，失眠就很难好转；很多人也会说早上按时起床了，白天一天都会没有精神。事实上，短时间内确实会如此，但一般 1 周左右就会适应的。

来访者： 好吧。另外，我冬天白天特别困，到了晚上我有时候熬不住总想上床。

治疗师： 最近到冬天了，很多人觉得熬不住，太冷了，想躺在床上看看电视，感觉打盹了，想睡了，发现脑子又特别清醒了。因此，失眠的人绝对不可以在床上看电视，看书、看手机等，短暂的舒服换来的可能是您整晚失眠。事实上，可以想一些办法来解决这个问题。我经常会建议来访者，可以去买个热水袋或者穿厚点的睡衣等，都可以解决天气冷的问题。到了规定的时间才能上床，到了规定起床时间必须起床，保暖工作想办法去克服。记住冬天把双脚保暖，对于睡眠改善是非常有效的。治疗要有"恒心"，冬天早起和晚睡确实比较困难，一旦做到，睡眠会有很大改善。

来访者： 好吧，那我再坚持一段时间。到什么时候卧床时长才可以延长。

治疗师： 是的，压缩卧床时长对失眠的人来说是一件非常有挑战性的事情。不过，卧床时长不会一直是 7 小时，您还记得睡眠效率如何计算吗？

来访者： 实际睡眠时长除以卧床时长。

治疗师： 太棒了。从睡眠日记来看，过去 1 周您睡眠的起伏波动还是比较大的，还没有达到延长卧床时长的标准。

来访者：也就是说，等我睡眠效率稳定在 85% 以上时，就可以延长卧床时长了是吗。

治疗师：您说得没错，再坚持一段时间。今天我们学习"刺激控制"。刺激控制的核心理念是让您将床和卧室重新与睡眠、放松和休息的正面体验关联起来，避免让床成为焦虑和清醒的"场所"。简单来说，就是通过调整睡前的行为，使床和卧室成为理想的睡眠环境，而不是焦虑和困扰的来源。目标有两个：一是增强床和卧室的睡眠联系，帮助您将床与睡眠和放松的正面体验联系起来，消除床和焦虑、清醒之间的负面联系。二是消除不良睡眠行为，减少不必要的床上活动，避免那些可能导致您保持清醒的习惯。具体措施：一是只有在您感到有些困倦、想要睡觉时，才上床睡觉。如果上床后超过 20 分钟仍然不能入睡，或者感到烦躁和清醒，建议您起床，去做一些轻松、安静的活动，直到再次感到困倦时，再回到床上。这是因为如果您没有感到困倦，长时间待在床上容易让床变成一个清醒和烦躁的场所。这会加强您对床的负面关联，如"我总是躺在床上却无法入睡"。二是在床上仅限于睡觉和性生活。避免在床上做任何与睡眠无关的活动。这是因为如果您在床上做其他事情（如看电视、吃东西、工作、玩手机等），这会让大脑将床与这些"清醒"状态的活动关联起来，从而影响睡眠。三是每天都在同一时间起床，无论前一天晚上睡得多晚。通过这种方式，您可以逐渐恢复您的睡眠规律和生物钟，即使晚上入睡困难，早晨固定的起床时间也能帮助您逐步调整睡眠模式。

来访者：好的，我大概明白了其中的原理，回去以后尽量去做。我还有一个问题，晚上我睡不着，从床上起来后去做些什么呢？

治疗师：可以听一些舒缓的音乐或者放松训练，下次的课程我们会讲到。

来访者：好的。下次见。

注意事项

（1）根据来访者的生活习惯和身体状况，调整刺激控制的实施方案。对于行动不便或有身体问题的来访者，减少夜间多次上下床的要求。

（2）强调治疗效果需要时间，尤其是刺激控制，不会立刻见效。告知
来访者固定起床时间比固定上床时间更重要，允许短暂赖床。

第 4 次访谈

主要内容：①回顾上次学习的内容，解答来访者执行时遇到的疑惑和困难；②根据睡眠日记更新睡眠处方；③共同探讨"放松训练"；④贯穿睡眠卫生健康教育。

治疗师：很高兴再次见到您，上次课程我们学习了刺激控制，回去做得怎么样？

来访者：基本上都做到了。

治疗师：太棒了！从睡眠日记来看，过去 1 周您的睡眠效率虽然有波动，但基本在 85% 以上，可以延长 15 分钟的卧床时长了。

来访者：太好了，终于能多躺一会儿了。我有一个问题，按照刺激控制，躺在床上没有困意就要起来，那我起来做什么呢？

治疗师：这是个好问题。您可以做做放松训练，正是我们今天要学习的内容。放松训练是一种帮助您放松身体、减轻紧张、缓解焦虑的有效方法，旨在通过放松技巧来减轻身体的应激反应，促进更好的睡眠。核心原理是通过对身体各部位的有意识放松，逐步减少交感神经系统（"战斗或逃跑"反应）的兴奋，使身体进入副交感神经主导的"休息和恢复"状态，从而为入睡创造有利的生理条件。

来访者：明白，具体要怎么做呢？

治疗师：今天我们将要练习腹式呼吸放松训练，这种呼吸方法和我们睡眠时呼吸方法非常相似，按照指导语反复训练，每天练习 3 次，每次 5~10 分钟，利用平时空余时间来练习，比如坐车时间、看电视的广告时间，当您把腹

式呼吸变成一种习惯时，您会更加心平气和，不会那么急躁了，睡眠自然而然就会好转的。

来访者：我听明白了，但做起来好像没那么容易，我找不到腹部呼吸的感觉。

治疗师：下面呢，我教给您一个小技巧，以便我们能够更快、更熟练地掌握腹式呼吸的方法。要想象，吸气时一个气球在腹部充气，呼气时将气慢慢地放掉，从而感知着您小腹部这样充气和放气的过程。一旦体验到腹式呼吸的感觉，您就可以选择进行更深、更缓慢的呼吸，关注和享受一下自己的感觉。一旦您成功地闭眼进行腹式呼吸，通常需要 1~2 周才能学会，那么，您睁开眼睛，同样也能做到。您会发现，无论何时何地，都可以进行腹式呼吸的练习，比如在排队等候、坐电梯、开车遇到红灯的时候，您都可以进行腹式呼吸的训练。无论何时，只要您感到焦虑、担忧、紧张，您就可以通过腹式呼吸的方法，来缓解您的焦虑情绪。当然，在练习腹式呼吸的时候，也要注意以下几点：第一，每天花一点时间，来检查几次自己的呼吸状态。第二，在掌握腹式呼吸前，最好选择一个您不会被打扰到的环境来进行练习，每天至少练习 3 次，每次练习 5~10 分钟。第三，刚开始练习时，采用腹式呼吸，可能会让您感到非常别扭。一般人常用胸式呼吸，作为初学者，在练习时，把腹部的动作做得夸张一些，有利于您体验感觉，一旦您学会了这个动作，便不需要做得太夸张，逐渐地，您会觉得腹式呼吸更加自然。第四，在练习时，您的思维、感觉、知觉引起您的注意时，您只要注意它们就行，然后回到您的呼吸上面来。腹式呼吸、放松练习是不可或缺的一部分，在下次学习当中，我们会教您一些其他放松训练的技巧和方法，但是，一定要在您已经掌握腹式呼吸的情况之后。

来访者：嗯，我找到一些感觉了。

治疗师：是这样的，回去以后多做几次，会愈来愈熟练，愈来愈自然的。

注意事项

（1）注意"放松训练"的推出时机，焦虑程度比较严重的来访者不适合做放松训练，可能出现越做越焦虑的情况，可以等到药物起效，焦虑下降到轻中度后再推出放松训练。

（2）帮助来访者建立合理预期，放松训练的目的是放松、辅助睡眠，并非做了放松训练就一定可以睡着。

第5次访谈

　　主要内容：①回顾上次学习的内容，解答来访者执行时遇到的疑惑、困难；②完成阶段性评估；③根据睡眠日记更新睡眠处方；④共同探讨"认知重构"；⑤贯穿睡眠卫生健康教育。

　　治疗师：上次我们学习了腹式呼吸，回去之后做了吗？感觉怎么样？

　　来访者：经常忘记，有时候心慌的时候想到做一下，睡不着的时候做一下，但效果不是很理想。

　　治疗师：放松训练是一种技能，需要平时加强练习，让大脑处于相对放松的状态，对睡眠才会有帮助，而不是睡不着去做，效果不理想的。

　　来访者：做放松练习，比如：引导性想象的时候，常常注意力不能集中，怎么办？

　　治疗师：这是很常见的现象，把注意力拉回来就可以了，顺其自然。

　　来访者：中午做放松训练有时候会睡着的，您又建议我中午不要睡觉，这是矛盾的，我怎么克服？

　　治疗师：是的，随着焦虑情绪的好转，大脑亢奋的水平降低，感觉放松下来后，确实会出现这种情况，不用刻意去控制，顺其自然，打盹可以控制在15分钟以内。

来访者：我感觉现在焦虑情绪好了很多，担心药物副作用太大，我想不吃药了。

治疗师：药物问题建议咨询您的主治医生。一般来说，焦虑情绪缓解后，还需要服药维持一段时间，来避免下次焦虑的复发。当然，如服药后出现不适，可以和医生沟通。

来访者：好的，现在我经常忘记服用抗焦虑药物，有时候会出现头晕、恶心的症状。

治疗师：这类药物突然不吃，确实会出现戒断症状，常见的反应是头晕、心慌、恶心、触电样感受，因此您需要规范用药，这非常重要。2 周又过去了，需要您再做一次阶段性评估。

来访者：关于如何吃药物方面，我听明白了。这个评估，量表太多了，做一次好麻烦……

治疗师：精神科普遍缺少客观的检查手段，量表评估是反馈您主观感受的非常重要的工具。通过这个工具，可以反馈病情阶段性变化的趋势，而不是一次横截面的数据，这是值得关注的地方。此外，针对您非常关心的减药、停药问题，我们也会根据阶段性评估的趋势来做出判断。最后，假如您能连续做 1 年的阶段性评估，您就会发现，情绪、睡眠到了某个季节或者某个月份就特别容易波动，一旦发现了这个规律，就可以更精准地用药，也可以减少对未知的担忧。所以说，阶段性评估是非常重要的，现在让您回想去年这个时候的情绪睡眠状况，您还记得起来吗？

来访者：我明白了，阶段性评估是为了记录变化的趋势，只要我按照一贯的标准去填就没有问题。做久了以后，甚至能发现这个疾病的规律，知道了规律，就不会那么担忧、焦虑了。

治疗师：是的，治疗前期需要您每 2 周做一次，而病情稳定后可以 1 个月去做一次。今天我们学习的是"认知重构"。根据前几次的访谈和您的睡眠日记，我注意到有些思维模式可能在影响您的睡眠质量。今天我们将使用认知重构技术来帮助您改变这些负性思维。我注意到您有一种想法，觉得"如果睡不好，第二天就完全无法正常工作"。您能告诉我为什么会这么想吗？

来访者：嗯，我觉得一旦睡不好，白天就很难集中注意力，效率低下，工作也会出错。而且，如果这种情况经常发生，可能会影响我的职业生涯。

治疗师：我能理解您对工作的重视，但是这种想法可能会让您对睡眠产生很大的焦虑，反而会影响入睡。从您的睡眠日记来看，您并不是每次睡不好都会感到非常困倦，且许多时候您第二天的工作并没有出现太大的问题。对吗？

来访者：嗯，确实有几次睡得不好，但第二天我还是能完成工作。

治疗师：正是这样！这种"睡不好就无法正常工作"的念头其实是一种过度概括的负性自动思维。它会让您在睡前产生强烈的焦虑感，越是焦虑，越难以入睡。您曾经提到过在睡前对第二天的表现感到非常紧张，这种紧张感在生理上的表现像是心跳加快、肌肉紧张等，而这些生理反应会进一步影响您的睡眠。

来访者：对，每次睡不好之前，我的确会感到非常紧张，尤其是工作压力。

治疗师：您说得很好。其实，偶尔睡不好并不会像您想的那样对工作造成严重影响。很多时候，即使没有得到理想的睡眠，您也能照常完成工作任务。您觉得我们可以用一种更现实的方式来看待这个问题吗？

来访者：我明白了，可能我对"睡不好一定无法工作"的想法太过于夸大了。

治疗师：对，您可以尝试替换这种负面思维。例如，您可以改为想："偶尔睡不好并不会影响我工作的重要性，虽然可能会感到稍微疲惫，但我可以应对并调整。"这种思维方式既更符合现实，又能帮助您减少焦虑。

来访者：这样想确实让我觉得轻松多了。

治疗师：很好！这种方式能够帮助您减少对睡眠的过度担忧，从而减轻焦虑感，帮助您更好地入睡。再谈谈您提到的"如果晚上不睡够 8 小时，就完全无法恢复体力"的想法。这种"非黑即白"的思维常常会让您对睡眠产生很大的压力。事实上，每个人的睡眠需求不同，睡 8 小时并不是唯一的标准，偶尔睡少一点并不会导致不可挽回的后果。

来访者： 我知道了。我的确有些过于执着于每晚的睡眠时间。

治疗师： 没错！我们可以改变这种思维，采用更灵活的态度来看待睡眠。比如，"每晚睡觉时间不一定完全固定，但我可以通过合理的休息和调整来保证自己的健康。"通过这种方式，您就不会因为睡眠时间的问题而产生过多的焦虑。

来访者： 我明白了，我会试着用这种方式来调整自己的思维。

治疗师： 太好了！认知重构的关键在于不断练习和调整。每当出现类似的负性自动思维时，您可以尝试用这些更现实的替代思维来回应它们。随着时间的推移，这种新的思维模式会变得更加自然，您也会发现睡眠变得更加轻松。

来访者： 我会尽量去练习，尝试改掉这些不合理的思维。

治疗师： 非常好！在接下来的日子里，您可以多回顾这些新的思维方式，并将它们应用到您的睡眠中。下次我们可以一起讨论您在实践中的体验。如果有什么问题或想法，随时可以告诉我。

来访者： 好的，谢谢您的帮助！

治疗师： 不客气！我们一起努力，您一定会有所进展。下次见！

注意事项

（1）建立信任与共情：在进行认知重构时，确保来访者感到被理解和支持，避免急于纠正其思维。通过共情与倾听，建立信任关系，让来访者愿意参与并接受改变。

（2）避免过早给出结论：让来访者自己探索并发现不合理的认知，而不是直接给出解决方案。通过提问和引导，帮助来访者识别和挑战负性思维，增加其自主性和接受度。

第 6 次访谈

> **主要内容：** ①解答来访者回去执行认知重构后遇到的疑惑和困难；②带领来访者回顾行为、认知、态度上的转变，梳理所用到的技术；③利用睡眠日记、阶段性评估帮助来访者看到睡眠的整体趋势变化，增强对CBT-I 的信心，强化已养成的行为习惯，预防复发。

治疗师： 您好，今天是我们最后一次治疗访谈。首先，我想请您分享一下最近在处理失眠方面的感受和变化。

来访者： 经过这几次治疗，我感觉自己的睡眠质量有了很大改善，尤其是在心态上，我不再那么焦虑睡眠了，压力也小了很多。

治疗师： 您的感受和阶段性评估的结果还是很一致的，我们一起来看下阶段性评估。从 PSQI 得分变化可以看出，第 3 周的得分明显下降，考虑主要是镇静催眠药的效果，同时焦虑情绪的缓解对改善睡眠也有很大作用；随着镇静催眠药的耐受，睡眠又出现波动，此后失眠认知行为治疗逐步起效，睡眠趋于稳定。从 GAD-7 得分变化可以看出，第 3 周得分明显下降，焦虑情绪得到明显的改善；即便睡眠出现波动，但焦虑基本稳定，说明这次是焦虑障碍共病失眠障碍。从 PHQ-9 得分变化可以看出，在第 3 周得分就明显下降，抑郁情绪改善明显，此处更加佐证了抑郁情绪继发于焦虑障碍基础上出现的。从睡眠日记可以看出，经过 5 周的治疗，睡眠效率逐渐提高稳定至 85% 左右，睡眠时长稳定在 6 小时以上，白天精力较前改善；减药后睡眠效率、睡眠时长和白天精力也维持稳定，可以认为您已经恢复了自主睡眠，即使偶尔波动也没有太大的影响。您做得非常好！能具体分享一下是如何做到这些的吗？

来访者： 首先，我认识到过去的一些思维是不合理的，特别是"必须按时入睡"和"睡不好会带来严重后果"这些想法。通过我们的讨论，我学会了如何调整这些想法，放松心态，不再过度担心睡眠问题。

治疗师： 对，认识到这些不合理认知并进行调整，是改善睡眠的重要步骤。您提到的这些思维调整对您的睡眠影响很大，特别是在您逐步减少睡眠药物的使用时，您提到睡眠出现了波动，您是如何应对的呢？

来访者：是的，减药初期确实有些波动，但我已经不再焦虑。按照您的建议，我告诉自己偶尔睡不好也没有关系，过几天就会恢复。事实上，睡眠波动确实在几天后就改善了。

治疗师：非常棒！这表明您已经具备了更好的应对能力。从整体来看，您觉得目前的焦虑和睡眠状况如何？

来访者：目前的情况已经大有改观，焦虑水平明显下降，睡眠状况也恢复了正常，感觉像是回到了以前的状态。

治疗师：这是个非常积极的变化。接下来，让我们回顾一下这几次治疗所运用的主要技术和它们的成效。首先，我们通过分析您的睡眠日记，找出了影响睡眠的规律和问题。接着，我们使用了睡眠限制和刺激控制这两项技术，它们对您的睡眠改善也起到了重要作用，然后，我们实施了放松训练，尤其是腹式呼吸，帮助您缓解焦虑情绪，减轻压力、促进入睡，同时认知重构来纠正那些不合理的睡眠认知，帮助您改变了对睡眠的焦虑情绪。您能回忆一下这些方法的使用体验吗？

来访者：好的。我记得睡眠限制的过程中一开始不太适应，尤其是调整上床和起床时间，但慢慢地，我确实感觉睡眠效率有所提升。这应该就是您前面提到的"三颗心"中的耐心，睡眠改善是有一个过程的，不能急于求成。

治疗师：睡眠限制确实需要一段适应期，随着时间的推移，您会发现它能有效提升睡眠效率，特别是在预防失眠复发时，它会继续发挥作用。如果将来睡眠效率下降，您可以重新评估并调整您的睡眠时间。

来访者：我会的。

治疗师：刺激控制是另外一个关键方法，目的是消除睡眠环境中的不利刺激，加强床与睡眠的联系。我们强调了在床上只做与睡眠相关的事情，若睡不着就起床进行放松活动，直到再次感到困倦。您对这一方法的实施有何感受？

来访者：刚开始的时候，我觉得这有点麻烦，但坚持下来后，的确感觉睡得更好了。这离不开"三颗心"中的"恒心",认知行为管理缺失需要付出毅力,需要日复一日的坚持。

治疗师: 很好!这也是一种逐步适应的过程。坚持这些方法,尤其是在预防失眠复发时,能帮助您维持良好的睡眠环境。如果日后再遇到入睡困难,您可以使用这一方法来应对。

来访者: 我明白了。

治疗师: 接下来,我们来谈谈如何预防失眠的复发。虽然您的睡眠和焦虑状况已经显著改善,但生活中可能会有一些因素干扰睡眠。您怎么看待这个问题?

来访者: 我确实有点担心日后会再度失眠。

治疗师: 这很正常,但您已经掌握了有效的方法来应对。首先,您要持续保持正确的睡眠认知。即便偶尔出现睡眠波动,也要提醒自己这是正常的,不必过度担心。如同减药时的经历一样,睡不好时不必焦虑,而是采取放松措施,给自己时间调整。

来访者: 明白了,我会保持这种心态。我对认知行为治疗非常有"信心"。

治疗师: 另外,继续练习放松训练,尤其是腹式呼吸,将这种方法变成日常的一部分,会更有利于维持良好的睡眠。保持规律的作息,将睡眠限制和刺激控制融入日常生活,保持其效果,确保睡眠习惯稳定。

来访者: 好的,我会注意的。

治疗师: 如果以后再次出现睡眠问题,或者焦虑情绪加重,随时可以联系我。很高兴看到您取得了这么大的进展,您已经掌握了应对睡眠问题的有效方法。最后送您两句话:"顺势而为,随遇而安。"这个"势"就是CBT-I,CBT-I是确切有效的治疗失眠的手段,把它执行好,至于能不能睡着,就随他去吧。

来访者: 非常感谢您这段时间的帮助,真的改变了我的很多看法和习惯。

治疗师: 不客气!您做得非常好,继续保持,祝您今后的睡眠越来越好。

注意事项

（1）确保来访者回顾并总结治疗中的变化，特别是认知和态度的转变。通过开放性问题，鼓励来访者分享他们的进展和感受，增强自我效能感。

（2）逐步回顾每个治疗方法，确保来访者理解操作步骤及其理论依据。帮助来访者巩固技能，确保能独立应用。

（3）强调持续应用所学技术来预防失眠复发。鼓励来访者将放松训练、睡眠限制和刺激控制融入日常生活。

案例经验总结

（1）紧紧围绕"三句话，三颗心"（规范用药、严格训练、认真评估；耐心、信心、恒心）展开咨询。

（2）焦虑情绪的缓解对睡眠改善是至关重要的。

（3）睡眠限制是治疗初期的重要环节，需充分解释原理，减少来访者抵触。

（4）放松训练对共病焦虑来访者尤为关键，有助于降低睡眠相关的生理和心理唤醒。

（5）重视自我评估的重要性，掌握疾病规律。

毛洪京

浙江大学医学院附属精神卫生中心

案例三：抑郁障碍共病失眠障碍

案例概况

来访者，女，29 岁，教师，工作时间固定，已婚未育。睡眠差 1 年，加重伴情绪差 3 个月。1 年前无明显诱因下开始出现失眠，主要表现为入睡困难，夜间辗转反侧，难以入睡。起初症状较轻，偶尔发作，每周持续 2~3 天，对日常生活影响不大。近 3 个月来，失眠症状明显加重，几乎每晚均存在入睡困难，并伴随情绪低落、兴趣下降。来访者同时诉有胸痛、乏力等躯体不适，自觉与情绪波动相关。来访者曾尝试自行调整作息、通过运动等方式缓解，但效果不佳。为改善睡眠，于 3 个月前开始服用曲唑酮 25 mg 助眠，效果尚可，但未完全缓解失眠症状。同时服用草酸艾司西酞普兰 15 mg 改善情绪，情绪、胸痛有一定改善，但仍存在情绪波动及持续性失眠问题，考虑诊断为抑郁障碍共病失眠障碍。否认重大躯体疾病史。家族中无明确精神疾病或其他遗传性疾病史。因有备孕需要，门诊推荐参加 CBT-I 进行治疗。

第 1 次访谈

> **主要内容：**①首先了解来访者的基本情况，包含学历、职业、工作时间等；②睡眠情绪问卷问题评估；③介绍导致失眠的"3P"因素以及睡眠日记的填写要求和方法；④答疑和评价。

治疗师： 您好，我是您的治疗师。在开始治疗之前，我们首先会对您的失眠症状进行一些评估，了解您的一些基本情况，看您是否合适这个治疗。请问您失眠多久了？是怎么不好呢？

来访者： 我睡眠不好应该快 1 年了，主要是入睡困难。睡前会吃半片曲唑酮，但效果不是很好，入睡还是很慢。最近心情也不好。我早上还吃了 1 片半的草酸艾司西酞普兰。但最近我打算备孕，也不是很想吃这些药了。

治疗师： 出现这种情况大概多久了？为什么突然睡不好了呢？

来访者： 之前我一直睡得还算不错。后来有一段时间，工作压力很大，领导给了很多任务，我老是害怕没做好，晚上老是担心这担心那，就开始睡不好了。心情也不太好。

治疗师： 嗯，我明白了。具体心情是怎么不好呢，是开心不起来吗？

来访者： 对，就是情绪比较低，不太能开心。总感觉紧张兮兮的。

治疗师： 那平常喜欢的事还愿不愿意做呢，比如出去玩？工作上的事还有动力吗？

来访者： 对，就是不太愿意了，以前我很喜欢出去逛街、和朋友玩的，但现在有空时就在家里躺着，看见工作上的事情就觉得有点烦躁。

治疗师： 嗯，看起来您确实是有一些情绪上的问题，这也会在一定程度上影响到您的睡眠。您有试着自己调节一下吗？

来访者： 我平常晚上会做一些运动，跑跑步、做瑜伽这些，感觉稍微好一点。

治疗师： 嗯，适当的运动确实有助于调节您的睡眠和情绪，不过睡前我们还是建议不要进行剧烈的运动，可以放到早上或者下午。您平时工作会要求倒班吗？有没有癫痫病史呢？

来访者： 我是老师，工作朝九晚五的，不倒班的，就是有时候事情比较多睡得稍微晚一点，十一点多睡觉。

治疗师： 好的，我知道您的基本情况了。分析前，先向您简单介绍失眠的成因，简称"3P"因素。"3P"因素分别指易感因素、诱发因素和维持因素。易感因素是指容易产生失眠的个人特质，比如人格特质（容易情绪化、要求过高、有完美倾向等），有家族史等。您刚刚提到的工作压力大属于导致您失眠的诱发因素。而为什么失眠长期存在？这就是第三个因素维持因素在起作用了。维持因素指那些让失眠长期持续的因素。比如您刚刚提到的情绪问题，或者可能存在不良的睡眠习惯、失眠相关的不良信念、镇静催眠药的不当使用，等等。这些都是让您失眠加重并持续的原因。

来访者： 原来这些因素都会影响我的睡眠。

治疗师： 是的，接下来需要填写您的基本信息，还需要您做一些问卷。帮助我更好评估您的情况……

治疗师： 量表的结果显示您有中重度失眠、轻度抑郁以及轻度焦虑。考虑到您还在备孕，我们也会计划为您减药。总的来说，您适合参加 CBT–I 治疗。

来访者： 什么是 CBT–I？具体是要做什么？

治疗师： CBT–I，也叫失眠认知行为治疗，是治疗失眠的一线治疗，是一种非药物的治疗方法。我们通过调整您对睡眠的认知和行为来改善睡眠，帮助您恢复自己睡眠的能力。我们会教您识别关于睡眠不合理的看法，纠正您不健康的睡眠习惯，也就是解决我们刚刚提到的失眠的维持因素。

来访者： 这有效果吗？我具体需要做什么啊？

治疗师： 第一周我们主要是观察，每天都需要您记录睡眠日记。睡眠日记分为以下几个部分，第一部分是夜间睡前填写的，主要填写您当天的三餐时间、运动情况、是否食用影响睡眠的食物（如咖啡、奶茶、烟酒等），以及填写白天午睡情况和当天的情绪感受。第二部分为睡醒后填写，主要反映您夜间睡眠情况和早上醒后的情绪感受。比如，您是几点上床、几点睡着、夜醒了几次、什么时候醒来、又是什么时候起床的，都需要您认真填写。第二周开始我们会根据您的情况给您制定睡眠处方。治疗需要一段时间逐渐起效，后期我们也会为您减量药物。

来访者： 我听你们的就可以了吗？这个治疗有没有效果呀？

治疗师： 您这个年龄，只要您配合我们的治疗要求，有效率可以高达80%。CBT–I 对慢性失眠的短期疗效与药物相当，而长期疗效优于药物治疗。

来访者： 好的，医生，那我就先按您说的观察 1 周，还有什么我需要注意的吗？

治疗师： 放松心情，尽量不要太担心睡眠的问题，保持规律的作息时间。有什么问题可以和我联系，我们 1 周后见。

注意事项

（1）双相情感障碍急性期和癫痫病史是 CBT-I 的相对禁忌证，需要注意，CBT-I 的睡眠限制有可能诱发相关症状。倒班也会明显影响来访者的治疗效果，需要酌情选择治疗。

（2）抑郁症来访者常伴随情绪低落及兴趣动力下降，CBT-I 治疗伴随睡眠限制可能导致来访者情绪反复而影响治疗，应评估来访者情绪状况，特别是有无自伤想法或行为。严重情绪障碍来访者应先等情绪稳定后再考虑 CBT-I 治疗。

（3）了解来访者是否正在服用抗抑郁药物 [如 5- 羟色胺选择性再摄取抑制剂（serotonin-selective reuptake inhibitors，SSRIs）、5- 羟色胺去甲肾上腺素再摄取抑制剂（serotonin-noradrenalin reuptake inhibitors，SNRIs 等）] 以及服药的反应和副作用。在一些情况下，抗抑郁药物的使用可能影响来访者的睡眠结构，导致治疗方案的调整。

（4）在与来访者建立治疗关系时，要避免过度强调其抑郁症状，而是要更多地关注如何通过 CBT-I 逐步改善其睡眠，同时为来访者提供情绪支持。

第 2 次访谈

主要内容： ①评估来访者睡眠和情绪变化以及依从性；②帮助来访者认识睡眠并介绍睡眠限制的方法，同时向来访者进行睡眠健康教育；③总结上周睡眠日记的情况，并制定下一周的睡眠处方；④总结答疑和评价。

治疗师： 欢迎回来！这段时间您有认真填写睡眠日记吧？

来访者： 嗯，睡眠日记我按照要求填写了。上床就感觉紧张，有两天都哭了。白天也很疲倦。

治疗师：我能理解这段时间您经历的挑战，这也和您的情绪问题有关。尽量放松心情，不要太紧张。您为什么想哭呢？

来访者：到后半夜都睡不着，我真不知道该怎么办了，感觉自己这个病真的是没有办法了。

治疗师：嗯，我明白的，失眠确实让人很难受。我们今天就会给您制定一个睡眠处方。您还是在坚持服用草酸艾司西酞普兰对吧？

来访者：嗯，我都在吃的。

治疗师：好的，那是帮助您稳定情绪的药，不要随意停药。接下来，我们会给您制定一个睡眠处方，会对您的睡眠时间进行一个限制，治疗初期您的失眠可能会短暂加重，这是正常的反应，不用太紧张。我们会根据您的工作生活需要来制定。

来访者：哦，我明白了。那具体该怎么做呢？

治疗师：我看了您上一周的睡眠情况，还是有入睡困难，平均睡眠时长大约 6.5 小时，但是您卧床时间很长，有 11 小时，睡眠效率只有 60% 左右。您这几天经常工作日 9 点才起床，您平时都这个时间上班吗？

来访者：我是老师，最近还没开学就起得比较晚。之后需要 8 点钟上班。

治疗师：好的，那我们就根据您上班的时间来制定睡眠处方，睡眠限制的原理实际上是通过缩短您的卧床时长，来增加睡眠驱动力，从而提高睡眠效率，改善睡眠。也就是说，我们会缩短您在床上的时间，使您在晚上更容易入睡，避免在床上躺得太长时间却无法入睡。我们会根据您上一周的平均睡眠时长制定处方，您上周基本上是 23:00 上床，早上 10:00 左右起床，平均睡眠潜伏期 92 分钟，平均卧床时长 11 小时，而平均睡眠时长只有 6.5 小时左右，平均睡眠效率只有 60%，睡眠效率低直接影响睡眠质量。我们计划先将您的睡眠时长压缩到 6.5 小时，也就是您真正睡着的时间。夜里 00:30 上床，早上 7:00 起床可以吗？

来访者：这么晚上床啊？这会不会太晚了？熬不到那个时候吧？

治疗师：那我们提早一些上床时间和起床时间？夜里 00:00 上床，早上

6:30 起床，这样您早上起来准备的时间也比较充足。咱们慢慢来，您可以到点设个闹钟，提醒自己。还有，不管是工作日还是放假都要遵守这个时间，不能说周末就开始熬夜或者赖床了。

来访者：好的，我知道了，不过我平时中午会小睡一下，可以吗？

治疗师：尽量避免午睡。我们接下来还会强调一下睡眠卫生健康教育。您觉得您卧室的环境如何？

来访者：我觉得床挺舒服的，但有时候会有点吵，可能会影响睡眠。

治疗师：可以考虑使用耳塞，如果有光线的问题也可以使用眼罩。尽量少喝咖啡、茶等一系列提神的饮品。可以在白天进行一些温和的锻炼，比如瑜伽、慢跑等。但要避免睡前 4 小时进行剧烈运动。还有，治疗期间不要早上床也不要赖床，周末也不行。

来访者：嗯，我尽量按照规定时间上床、起床。

治疗师：如果遇到任何问题，随时可以联系我，今天的访谈到这里结束，下周见！

注意事项

（1）注意睡眠限制时，一般起床时间要符合生活工作要求，上床时间可以适当延后。

（2）来访者因睡眠限制可能会出现短暂的症状加重，如合并情绪问题，睡眠限制可以适当温和，注意安抚。

（3）抑郁情绪的来访者也许不能很好地执行睡眠处方，以"小步走"的方式开始，可以进行更加缓和的睡眠滴定，要求不用过于严格。抑郁症来访者往往难以启动行动，建议来访者设置温和的提醒系统，比如通过闹钟或手机提醒自己晚上接近睡觉时间。这些小提示能帮助他们按时上床，减少拖延。让来访者认识到，每一次按照睡眠处方完成的行为都是一项进步。即使没有完全入睡，也要表扬自己按时上床，给自己积极的反馈，帮助他们克服自我批评的情绪。此外，让来访者在家人或朋友的支持下执行睡眠处方，可以增加他们的动力。

第 3 次访谈

主要内容： ①依从性评估和睡眠、情绪及相关情况的问卷评估；②介绍刺激控制的方法和睡眠健康宣教；③总结上周睡眠日记和问题，更新睡眠处方；④总结答疑和评价。

治疗师： 欢迎回来！首先我们来回顾一下这一周的情况。您按照之前的建议执行睡眠限制了吗？睡眠日记填写得怎么样？

来访者： 嗯，睡眠日记我每天都填了。前面几天一直静不下心来，很烦躁。感觉睡眠时间有点短，早上起来不是很舒服。

治疗师： 治疗初期确实可能会让您的症状短暂加重。近两天入睡改善也说明治疗在逐渐起效了。您的情绪最近感觉怎么样呢？

来访者： 我最近的情绪好像稍微好点了，但还是感觉有点低落，有点累。那我接下来应该怎么做？

治疗师： 我能理解，抑郁往往伴随疲乏和动力不足的情绪，这也是治疗初期很常见的症状。您的情绪改善可能需要一点时间，但睡眠的改善说明治疗正在逐步起效。看到这些进展，我觉得您已经做得非常好了。我看您睡眠处方遵守得很不错，入睡困难已经有改善了。睡眠效率能有 90% 左右了。卧床时长暂时给您延长 15 分钟，晚上 23:45 上床，早上 6:30 起床可以吗？治疗开始起效，您可以试着把曲唑酮减到 1/4 了，草酸艾司西酞普兰剂量不变，因为您的情绪问题仍然存在。平时可以做一些放松训练，不要太紧张了，再坚持一下。

来访者： 嗯，好的，我知道了。

治疗师： 今天我们还要强调一下刺激控制，其实我们之前也提到了，不要在床上做与睡眠无关的事情。简单来说，您要尽量避免在床上做任何与睡眠无关的事情，比如看手机、看电视、吃东西等。这样，您的大脑就会逐渐建立一种条件反射。这样做可以提高入睡的效率，减少躺在床上清醒的时间。

来访者：哦，明白了，床上应该只睡觉，其他事情都尽量避免。

治疗师：对的。其实，刚开始的时候，可能您会觉得床上除了睡觉就没有其他活动而很单调，但这是帮助您改善睡眠的一个有效策略。只要您坚持，效果就会逐渐显现出来。

来访者：好的，我会严格遵守这个规则，尽量不在床上做其他事情。

治疗师：别担心，一步一步来，治疗是一个逐渐适应的过程。遇到困难时随时告诉我，我们一起解决。您已经做得很棒了！

注意事项

当治疗起效，可以按每周减半的速度先减用镇静催眠药，不一定要等到第 5 周开始。如有困难，可以适当放缓减药剂量。如来访者使用了抗抑郁、抗焦虑药物，应维持剂量避免来访者情绪反复。

第 4 次访谈

主要内容：①依从性评估，睡眠、情绪及相关情况的问卷评估；②引导来访者认识认知重建；③总结上周的睡眠情况，更新睡眠处方；④总结答疑和评价。

治疗师：欢迎回来！最近 1 周感觉如何？

来访者：嗯，我最近睡得好一些了，晚上经常还没到上床时间就困得不行，一上床就睡着了。

治疗师：听起来您的睡眠质量有了明显的提升，这真是个好消息！这说明治疗正在逐步起效。我看您曲唑酮也减到 1/4 了，很不错。

来访者： 但有时我还是会有点担心，怕自己睡不好。特别是到了睡觉的时间，脑袋里还是会想一些事情，觉得如果晚上睡不好，第二天一定很难受，总是害怕之后要是又睡不好怎么办。

治疗师： 我理解您现在的感受，很多失眠的来访者都会有类似的担忧。今天，我们将重点进行认知重建，帮助您识别和调整那些影响您睡眠的负面或不合理的想法。您刚才提到的实际上是典型的"灾难化"思维。您认为一晚的失眠就会带来非常严重的后果，但这样的担忧真的有必要吗？因为一次或几次的失眠，就认为自己会一直失眠，并且认为自己永远无法恢复，这是不正确。

来访者： 这个失眠搞得我觉得自己什么都做不好了，还给家里人带来负担。

治疗师： 我能理解您的感受，比如这种失眠过程的焦虑，会让人感觉好像对于睡眠失去了掌控能力。并且失眠伴有情绪问题确实可能让我们在日常生活中表现得不太好。但您还是有在努力工作，配合治疗。

来访者： 嗯，我知道了，我会努力调整的。

治疗师： 嗯，我会帮您的，放心吧。我们需要理性地看待失眠的不良后果，不要把所有问题都归咎于失眠，不要过度担心自己失去了控制睡眠的能力，保持自然入睡，避免过度关注和努力尝试，不要因为一两晚睡不好就产生挫败，也不要有睡不够就要补偿的心理。接下来，我们也要对您的睡眠处方做一些调整。您这1周的睡眠效率已经稳定在95%左右。今晚开始可以将上床时间提前到晚上23:30，早上6:30起床，稳定2天可以尝试停用曲唑酮了。您觉得怎么样？

来访者： 我觉得可以，我现在晚上确实比较容易困。

治疗师： 好的，您已经做得很好了，认知重建和睡眠调整是一个逐步的过程，保持这样的积极心态，逐步调整自己的思维方式，效果会越来越明显的。

注意事项

（1）治疗师可以通过简单的反问帮助来访者识别这种负面思维，例如："您觉得失眠一定会导致第二天非常难受，那我们可以看看过往的经历，您曾经有过失眠但第二天并没有完全无法应对的情况吗？"这有助于来访者意识到他们的担忧是不必要的。

（2）对于抑郁症来访者来说，他们可能将失眠与自身无能或负面自我评价关联，治疗师需要通过积极的反馈来增强来访者的自信。

第5次访谈

主要内容：①依从性评估，睡眠、情绪相关问卷评估；②学会至少2种放松训练；③总结睡眠日记并更新睡眠处方；④指导镇静催眠药减药计划；⑤总结答疑和评价。

治疗师：欢迎回来！上一周睡得怎么样？

来访者：最近睡得好一些了，很快就能入睡了，但有时还是会觉得有些紧张，尤其是晚上睡前。不过白天精神多了。

治疗师：那心情怎么样呢？还会开心不起来吗？

来访者：现在好多了，睡得好，整个人也感觉轻松不少。

治疗师：好的，看样子您已经好很多了。今天要系统地教您放松训练，这可以帮助您缓解紧张的情绪。我们可以一起试试腹式呼吸，吸气时保持4秒。然后慢慢地呼气，呼气时也保持4秒。注意我们用腹式呼吸，不要深呼吸，可以把手放在肚子上感受一下……此外，还有渐进式肌肉放松、正念冥想，您也可以尝试在睡前听一点舒缓的音乐比如雨声什么的，看您自己喜好选择就行。

来访者：嗯，我觉得挺有效的，我可以在睡前试试。

治疗师：好的，我看您已经停用曲唑酮了，我们的治疗很顺利，您还是继续维持草酸艾司西酞普兰，等您情绪稳定半年再考虑减用。今天我们调整一下您的睡眠处方，早上可以晚15分钟的起床，看看能不能帮助您更好地恢复。

来访者：我会照做的，谢谢！

治疗师： 不客气，您做得很好！保持这个节奏，期待下次见到您的进展。

注意事项

（1）治疗师需要带领来访者练习腹式呼吸，帮助其真正掌握这项技术；

（2）有一些来访者并不适应听音乐放松的方式，可以指导来访者按喜好选择。

第 6 次访谈

主要内容： ①依从性评估，睡眠、情绪相关问卷评估；②失眠疗效的评估；③总结睡眠日记并指导调整睡眠时间；④确定复诊的时间；⑤总结答疑和评价。

治疗师： 欢迎回来！今天我们来总结一下治疗过程。首先，我看了您最后 1 周的睡眠日记，整体情况非常不错。您的睡眠时长平均达到了 6 小时 50 分钟，睡眠效率也提高到 95%。您治疗开始前睡眠效率只有 60% 左右，这些数据表明，治疗已经取得了非常好的效果，您现在的睡眠质量有了明显的改善，恭喜您！我们接下来需要做一些您之前做过的量表，评估一下您现在的情况。

来访者： 好的。谢谢！我也感觉最近睡得好多了，一般 20 分钟就睡着了，早上起来也不再那么困了。睡眠质量比之前好多了。

治疗师： 您的量表显示您现在已经没有明显失眠，抑郁和焦虑的情绪也明显缓解。您的治疗进展是非常好的，您已经达到了我们治疗目标的关键部分。这段时间您配合得非常好。

来访者： 听到这些真的是太好了。我也感觉睡眠和情绪都比之前好多了，真的很感谢您的帮助。

治疗师： 这是我应该做的。继续保持这样的心态非常重要。接下来的几周里，尽量让自己的生活规律起来，还是继续遵守我们的睡眠处方，如果感觉睡得可以，比如您现在的睡眠时间是晚上 23:30 到早上 6:45，您回去这 1 周后可以继续自己记录睡眠日记，用自己睡着的时间和在床的时间像我们之前那样算出睡眠效率在 90%，就可以像我们之前治疗那样延长 15 分钟的睡眠时间。直到延长到您觉得合适的时间（7~8 小时）维持即可。失眠是一种慢性疾病，以后如果复发，您也可以用我们这段时间学到的方式再为自己调整。草酸艾司西酞普兰也需要继续服用，稳定情绪。

来访者：好的，我会继续努力。如果有问题，我一定会联系您。再次感谢您这段时间的帮助。

治疗师：那么今天的访谈就到这里。如果之后有任何问题，随时联系我。祝您保持健康，生活愉快！

注意事项

（1）让来访者继续遵守睡眠处方，不要随意安排睡眠时间；

（2）告知来访者继续调整的方法，告知复发风险。

案例经验总结

（1）治疗师注意在前期与来访者建立良好的医患关系，在初期和来访者制定治疗的长期目标，明确治疗流程和大致内容。

（2）如来访者合并其他躯体疾病或者情感障碍，治疗师应考虑与专科医师共同制定方案，或者注意在情绪稳定或躯体疾病控制得当的情况下进行治疗。

（3）积极进行睡眠健康教育，定期回访，了解来访者的治疗效果和不良反应，对来访者的行为改善及时鼓励，有助于提高来访者的依从性。

（4）要注意来访者的生活工作需要，适当安排睡眠处方。

任　蓉

四川大学华西医院

案例四：双相障碍缓解期共病失眠障碍

案例概况

来访者万某某，女性，身高 167 cm，体重 57 kg，年龄 45 岁，工作时间不固定，有连续熬夜加班的习惯。已婚，因丈夫打鼾目前已分房睡，育有 1 子，16 岁，目前高一在读。主诉：发作性情绪不稳定、睡眠差 6 年。来访者既往 2018 年确诊双相情感障碍，主要表现为发作性情绪不稳定。睡眠差，主要表现为入睡困难，晚上睡前多思多虑，睡眠需求少。后多次在当地医院门诊调整药物并经住院治疗，近 1 年来访者病情稳定，药物治疗包括碳酸锂 0.9 g/天、喹硫平 600 mg/天、阿普唑仑 0.8 mg/天。来访者目前情绪较为平稳，间断出现睡眠差的情况，主要表现为入睡困难、夜间觉醒次数增多的情况，每日总睡眠时长不足 4 小时，考虑诊断为双相障碍缓解期共病失眠障碍。次日精神欠佳，会有赖床及午休补觉的习惯，一般午休 1.5～2 小时。最初来访者开始失眠时在当地医院服用谷维素 1 片即可入睡，后来失眠情况加重，服用唑吡坦 5 mg/天改善入睡困难，服药一段时间后药量逐渐增加至 10 mg/天，睡眠情况仍旧欠佳，夜间睡眠片段化，先后换用佐匹克隆、阿普唑仑治疗。

第 1 次访谈

> **主要内容**：治疗前的评估。①请来访者填写自己的基本情况；②睡眠情绪问卷问题评估；③介绍导致失眠的"3P"因素以及睡眠日记的填写要求和方法；④答疑和评价。

治疗师：万女士，您好，我是您本次治疗的治疗师，我们今天主要是对您的情况进行一个全面的评估，这关乎您后续的治疗，希望您能告诉我您的真实情况。比如：您目前的学历、职业、工作时间、育有儿女的个数以及他们的年龄。

来访者： 医生您好，我是硕士学历，目前是一名公司高管，主要是负责一些与业务相关的工作，工作时间不固定，一般情况下都会加班，甚至有时候连续好几天通宵加班。我老公也是这家公司的，我们有1个儿子，现在16岁，在读高中。因为我丈夫晚上打鼾，我俩一般都是分房睡，但睡眠情况还是不好。

治疗师： 很好，感谢您的信任。请描述一下您的睡眠问题以及它对日常生活的影响。

来访者： 我其实已经失眠好多年了，晚上要躺在床上好久才能睡着，甚至很多时候都睡不着。就算睡着了每天也就只能睡3~4小时，还总是醒，早上起床以后就会感觉疲惫不堪。

治疗师： 之前有过睡眠节律相关的问题吗？比如睡眠时相延迟，倾向于很晚入睡（如凌晨2点或更晚），早晨难以起床，即使睡眠时间足够，醒来也可能感到疲惫。

来访者： 没有过。

治疗师： 那有没有睡眠时相提前？比如非常早入睡（如晚上18:00-21:00）并早醒（如凌晨2:00-5:00），即使睡眠时间足够，也无法延迟清醒时间？

来访者： 也没有。

治疗师： 有没有那种不规律的睡眠模式，睡眠分散在一天中的多个时间段；或者经常倒班、倒时差睡眠？

来访者： 这些都没有，我睡眠不好就是从之前情绪不稳定的时候开始的，整夜兴奋，躺在床上就是睡不着觉。

治疗师： 那您家族里有和您类似失眠的人吗？

来访者： 我母亲睡眠就不好，特别轻，而且她好像50多岁快绝经那段时间睡眠更差，整天发脾气。其他人我就不太清楚了。

治疗师： 确诊过什么疾病或者吃过什么药吗？

来访者： 应该是没有确诊过的，不过之前她吃过我吃的安眠药，后来也是担心上瘾就没再吃过。

治疗师： 您提到之前有确诊过双相情感障碍，目前的情绪状态如何？

来访者： 情绪上还算稳定，现在一直在吃药，胖了好多。现在我就担心长期失眠会影响自己的情绪，只要一晚上睡不好觉，我第二天就坐不住、心里烦躁得厉害，甚至有一次差点和同事吵起来。我很担心再回到以前的样子，也没法工作，整天感觉活着很痛苦。

治疗师： 那您这个药一直都在吃吗？吃了多久了，服药规律吗？

来访者： 一开始的时候我吃药不规律，后来情绪总是不好，从开始规律吃药到现在也就 3 年多。没吃药之前也是晚上睡不着觉，但是白天很有精神。刚开始吃药的时候就整天睡不醒，后来也是担心这样影响工作，就停过几次药，再后来就是吃药也睡不着了。

治疗师： 您觉得是否存在其他可能的失眠诱因？

来访者： 之前工作压力很大，我一开始是在市场部，那个时候我经常熬夜加班，或者在床上思考公司的问题。有时候要熬好几个通宵才能做出方案，有时候还要和客户喝酒，现在虽然因为生病岗位调动了，但是也会有工作忙不过来的时候，感觉压力也不小。

治疗师： 您的情况我们基本了解了，同时也能感受到您对于失眠的痛苦，后续我们要做一些相关的检查和量表也希望您能配合（治疗师表达对于来访者的共情，同时引导来访者继续访谈的过程）。

治疗师： 根据您目前的描述，我分析您的失眠可能受到以下因素的影响。易感因素：双相情感障碍导致的睡眠脆弱性。诱发因素：高强度的工作和压力。维持因素：对失眠的焦虑和不规律的睡眠习惯。就是这些原因才导致您目前的睡眠状况。

来访者： 我之前没意识到失眠可能有这么多影响因素，就一直觉得是不是早点上床就能早点睡觉。没想到正是因为这些才让我更失眠。

治疗师： 没错，这些因素会互相影响，从而导致失眠持续存在。接下来，我们将通过一系列科学的方法逐步改善您的睡眠问题。

来访者： 是什么方法？还需要吃药吗？

治疗师：我们会使用 CBT-I，也就是针对失眠的认知行为治疗。这是一种结构化的、基于证据的方法，通过调整来访者的思维和行为来改善睡眠问题。

来访者：那具体会怎么做呢？

治疗师：在治疗中，我们会采用以下操作方式：首先，记录睡眠日记，详细了解您的睡眠模式。然后，调整睡眠行为，比如优化卧床时间和睡前习惯。最后，重建与睡眠相关的错误认知，减少因失眠产生的焦虑感。这些步骤将帮助您打破失眠的恶性循环。

治疗师：那么，在生活习惯方面，您是否还有其他可能影响睡眠的情况，比如吸烟、饮酒、咖啡、奶茶等？

来访者：我特别喜欢喝咖啡，以前忙工作的时候就是睡前也会喝咖啡，觉得这样能让我精力集中一些，尽量少睡多干。现在也就是下午特别困的时候喝咖啡，晚上基本很少喝了。

治疗师：尽量避免饮用咖啡，必要时也尽量在上午饮用。

来访者：好的，谢谢医生。

注意事项

（1）初次访谈需要重点建立信任关系，仔细评估来访者睡眠情况，将具体症状澄清，了解更多共病信息，明确治疗目标；

（2）解释 CBT-I 的科学依据，缓解来访者对非药物干预的疑虑；了解导致失眠的"3P"因素，并结合来访者实际情况分析疾病的发生、发展过程；

（3）认真指导睡眠日记的填写，并强调记录睡眠日记的重要性。

第 2 次访谈

> **主要内容**：①评估来访者睡眠日记的记录情况以及依从性；②指导来访者认识睡眠并介绍睡眠限制的方法，同时向来访者进行睡眠健康教育；③了解来访者目前情绪变化，评估双相情感障碍的症状；④总结答疑和评价。

治疗师：您好，这是您第二次访谈，首先我们还是要进行一次睡眠情况的评估，根据您的睡眠日记，您平均卧床时长为 10 小时，但实际睡眠时长仅为 4 小时，睡眠效率近 40%。

来访者：确实，我没生病之前就常常在床上回复邮件或者浏览新闻，后来生病之后就会整天感觉没有精神，喜欢在床上躺着，就算不睡觉也不愿意起床。现在我主要是担心自己睡不着觉，总是会想自己是不是早点上床就能睡好了。

治疗师：那结果是什么？

来访者：一在床上就很精神，脑子里一遍又一遍地想白天上班发生的事情，就跟过电影一样。要么，就是想到之前很多不好的事情，结果越想越生气，反而感觉更加睡不着了。有一次实在是困了，躺在沙发上玩着手机就睡着了，结果孩子担心我着凉把我喊起来上床睡觉。到床上一躺又不困了，当时我的火就上来了，但是又不能凶孩子，那一天晚上都没睡着觉，哭了一夜。

治疗师：针对您刚才说的，这就是人与床没有形成良好的条件反射所导致的。

来访者：啊！这是为什么，那我要怎么办，这样是不是很难治呀？

治疗师：您先不要担心，我们后续会进一步讲解，同时也有方法帮您调整，刚才您提到了睡前使用手机处理工作事务，这可能又增加了大脑的觉醒水平。

来访者：我现在不这样了，因为之前是工作压力大的事情，现在我只喜欢晚上躺在床上玩手机，看看比较轻松、搞笑的视频。

治疗师：其实这是一种不良的睡眠习惯，首先手机的蓝光会刺激我们的眼睛，同时有减少松果体分泌褪黑素的作用；另外，玩手机会大大延长在床的清醒时间，并且很多视频都会依据用户喜好，所以可能在这种投其所好之下会让使用者越来越兴奋。

来访者：这样呀，我尽量试试不玩手机吧，但是我在床上干躺着，睡不着也很难受呀。

治疗师：这个我们可能需要慢慢减少使用时间。首先，我们需要优化睡眠卫生，减少睡前刺激，避免睡前1小时使用电子设备和摄入咖啡因。

来访者：好的，我会遵守这个规定的。

治疗师：第二，我们还要营造舒适的睡眠环境，比如确保卧室安静、黑暗且温度适宜。

来访者：好的，我现在都把我老公给撵出去了，省的他晚上打呼噜影响我睡觉。

治疗师：一切服务于您的睡眠嘛。最后还要建立规律作息，比如每天固定时间起床，无论前一天睡得如何。

来访者：这个好有点难度呀，万一晚上睡不着，第二天也得早起吗？

治疗师：是的，所以需要我们共同努力。好，接下来，我们会进一步探讨调整睡眠行为的策略。总结下您上周的情况：20:30左右上床，7:30起床，平均卧床时长11小时，平均睡眠潜伏期4小时，平均觉醒次数4次，夜间觉醒时长120分钟，平均睡眠时长5小时，平均睡眠效率45%，白天卧床最长有2.5小时。睡眠效率低直接影响睡眠质量。为此，我们将夜间清醒的120分钟和4小时卧床时长剔除，缩短卧床时长，上床时间在后半夜2:00-2:30，结合平时的起床习惯和适当的限制，7:30起床。但是针对于双相情感障碍睡眠限制方面，为了避免CBT-I导致的不良反应和病情波动，其时长限制建议不小于6.5小时。对此，我们下一周的睡眠限制为00:30上床，07:30起床。

来访者：不行，这时间也太晚了。

治疗师：我理解您的想法，很多失眠来访者都有这样误区，认为早躺下就能早睡。但实际上躺下后很难入睡，这样反而加重睡眠焦虑更难睡着。我们这样设置时间可以提高睡眠效率，有利于建立床和睡眠的联结，然后逐步改善，等睡眠效率达标后就可以开始把上床时间前移，逐渐增加睡眠时间直到您满意。

来访者：好吧，我一定配合您，只要能让我睡好就行。

治疗师：关于您之前的双相情感障碍相关情况，比如情绪不稳定，容易出现兴奋、话多，易激惹等，近期有什么变化吗？

来访者：最近还好，自从您跟我讲了睡眠的一些知识以后，我也没那么焦虑了。平常我也一直在吃药巩固着。

治疗师：那您最近1个月去过精神科复诊吗？

来访者：有的，不过基本都是去拿药，平常情绪都还好，很偶尔的时候才会有想发脾气的情况。

治疗师：那您之前说的那种睡眠需求量减少的情况，最近还有吗？

来访者：这个没有了，主要还是晚上入睡有些困难。

治疗师：好的，我基本了解您目前的睡眠日记内容了，同时也跟您介绍了睡眠的相关知识，请您对我当前的治疗进行一下评价好吗？只要根据您的真实感受进行打勾就行。

注意事项

（1）睡眠卫生健康教育应具体化，确保来访者易于执行；

（2）鼓励来访者从小的行为改变开始，逐步建立信心；

（3）针对双相情感障碍且目前药物控制较好的来访者，同时建议来访者定期、规律复诊；不要随便停药；

（4）来访者失眠的情况部分受双相情感障碍的影响，同时睡眠的质量又与双相情感障碍的康复情况密切相关，治疗师向来访者普及睡眠知识的同时，可以让来访者同时重视睡眠和情绪问题。避免非药物治疗下的不依从情况。

第3次访谈

> **主要内容：**①治疗依从性评估和睡眠、情绪及相关情况的问卷评估；②介绍刺激控制的方法和睡眠卫生健康宣教；③总结上周睡眠日记和问题，更新睡眠处方；④总结答疑和评价。

治疗师： 看您的气色不错，总体依从性也比较高，这一周感觉怎么样？

来访者： 谢谢医生，很感谢您的指导，我觉得这周还是比较好的，以前都是早早躺在床上，然后就一直焦虑自己的睡眠，现在基本上每次都是按点上床，虽然至少2小时才能睡着，晚上也会醒，但是比原来次数少一些了。

治疗师： 那您最近这一周情绪怎么样？

来访者： 情绪其实还好，没有感觉有多大的变化，除了晚上会有些焦虑得睡不着，其他都还好。

治疗师： 好的，那我们先做一下评估，首先是依从性很好，这次的情绪和睡眠质量等量表评分对比上次也有明显提高。平均卧床时长7小时，平均睡眠潜伏期20分钟，平均觉醒次数2次，觉醒时长最长20分钟，平均睡眠时长6.3小时，平均睡眠效率90%，白天无午睡。执行的很不错，睡眠效率有明显提高。由于这周的睡眠效率达到85%以上，下一周可以提前15分钟上床。那么我们今天就制定睡眠处方，以改善您的睡眠效率。

来访者： 好的，那我还需要继续吃药吗？

治疗师： 药物不能突然停用，但是后续我们通过睡眠处方的治疗，有可能会减少药物的使用，同时拥有良好的睡眠。

来访者： 那太好了，这个处方需要我怎么配合？

治疗师： 根据您的睡眠日记，建议接下来卧床时长延长至7小时15分钟，即00:15至7:30。

来访者： 那我是晚上00:15才能上床睡觉吗？

治疗师： 是的，除了这个时间段之外，其他时间都不要在床上，也不要在沙发、椅子上睡觉。

来访者: 我会有点担心，这个睡眠时间会不会太短？因为我感觉自己现在有进步了，从没想过能睡这么晚，现在我还要半夜 00:15 才躺在床上，我这样会不会更加疲惫。这样我要是情绪又不好了，会不会又出现双相呀！（来访者面露难色，对此很是焦虑）。

治疗师: 请您先放轻松，我能了解并且也能感受到您的担心。确实这么长时间了，突然让您在睡眠时间上做出这么大的改变肯定会有难度。之前我们凌晨 2:00 上床睡觉的方案执行得很好，睡眠已经有了改善，后续肯定还会继续调整睡眠时间的。

来访者: 可我还是有疑虑，这样做是为了什么？我会担心这样会不会让睡眠更糟糕。

治疗师: 是这样的，我们会通过这种刺激控制法调整来访者与睡眠环境和行为的关系，增强卧床与睡眠之间的正性联结，减弱负性联结来提高睡眠质量，增强睡眠驱动力，进而再不断延长睡眠时间。

来访者: 好的，这样我就明白了。那我在此之前我需要做些什么，或者说不能做什么？

治疗师: 您这个问题问得非常好，首先，我们还需要继续记录睡眠日记，以监测您睡眠情况。其次明确床只用于睡眠和性生活；夜间感到困倦才上床；不能入睡时，比如躺在床上 20 分钟仍然入睡困难时就要离开床，等有困意以后再上床睡觉；每天固定起床时间，不赖床；避免白天小睡，即使午休也不宜超过半小时。最后不要饮茶、喝咖啡和酒精类饮料，晚上可以做一些单调的活动，可以看电视，玩手机，但是内容要比较平和，尽量睡前 1 小时就不要玩了，尤其是不要看手机助眠。可能一开始会有一些枯燥，但是慢慢适应了就会让内心平静下来，更容易入睡。

来访者: 但是我晚上只要一躺在床上就会胡思乱想，如果什么事都不干，这种感觉会更强烈，这该怎么办？

治疗师: 您可以散散步或者听一听轻音乐，做做冥想活动。

来访者： 我尽量做吧，虽然感觉这样比较自律一些，但是有点难度。

治疗师： 是的，所以为了好的睡眠质量我们肯定还是要付出一些努力的。

注意事项

（1）作为治疗师要强调刺激控制的科学依据，介绍刺激控制需要完成的内容，包括：床只用于睡眠和性生活，感到困倦时才上床，不能入睡时离开床，每天固定起床时间，避免白天小睡；

（2）由于突然改变睡眠的一些习惯，可能会导致来访者出现一些焦虑情绪，要针对来访者焦虑的内容进行细致的分析和讲解，以缓解来访者的不安；

（3）通过和来访者进行探讨、讲解和制订后续治疗的计划，逐步确保来访者理解并配合睡眠日记的记录要求。

第4次访谈

主要内容： ①依从性评估，睡眠、情绪及相关情况的问卷评估；②引导来访者认知重建；③总结上周的睡眠情况，更新睡眠处方；④总结答疑和评价。

治疗师： 欢迎您的到来，这次能看到您的进步，首先睡眠较前有所改善，但是这一段时间晚上容易醒来。目前躺在床上很快就能入睡，一般时间不会超过10分钟，但是仍旧有一个问题就是晚上睡眠比较浅，入睡前比较焦虑。白天会比较纠结睡眠时间短，担心自己睡眠时间没有超过7小时，综合来看上一周平均睡眠效率90%。接下来的一周，我们睡眠时间可以提前15分钟，也就是凌晨00:00上床睡觉，早上仍旧7:30起床。白天偶尔有补觉的行为，这个需要注意哦。您对于目前睡眠的状态感觉如何？

来访者： 说实话，我其实还是比较满意的。能明显感觉自己现在比以前没那么焦虑睡眠的事情了，但是晚上在床上躺着仍旧会想东想西，脑子控制不住想事。尤其是半夜醒过来，那就更恐怖了，特别担心自己还能不能睡着，结果这样担心我就更睡不着了，这个感觉可不舒服了。

治疗师：您刚才提到常常躺在床上却无法入睡和睡眠过程中醒来难以再入睡的情况，这些可能还是因为床与清醒形成了负性联结。我们下一步就需要更彻底地执行睡眠的行为治疗。

来访者：好的，我会尽力执行您的方案的。

治疗师：接下来，我们将通过认知重建打破这种不良的睡眠认知：第一就是减少失眠中的非理性思维，比如"如果我今晚睡不好，明天就一定会一团糟""我永远都不可能像别人那样正常睡觉了""每次睡不着，我的健康都会进一步恶化"。

来访者：是的，我就是这样的情况，一到晚上就开始琢磨这些事情，我要怎么办呢？

治疗师：首先，我们得学会挑战这种思维。在您过去的经历中，即使晚上睡得不够，您有过顺利完成工作的情况吗？

来访者：有，但很少。

治疗师：您看这表明即使睡眠不足，您也有能力完成任务，对吗？似乎这种对失眠担忧的危害要远远高于失眠的结果。

来访者：好像还真是这个道理。

治疗师：其实很多失眠来访者都有这样的困惑，生怕自己睡不着，或者生怕自己错过所谓的睡眠机会，于是就一直在床上干耗着。最后，不仅增加了自己的焦虑水平，还增加了在床的清醒时间。

来访者：那我明白了，但是我要是不困怎么办，或者老是醒呢？这样是不是对身体很不好？

治疗师：针对这样的情况，我们其实可以调整一下思维，比如原来的思维是"如果我今晚睡不好，我的健康一定会受到严重影响"。那么，我们可以调整为"虽然失眠不舒服，但一两晚睡不好不会对我的健康造成长期影响"。

来访者： 这一步有点以毒攻毒、自我欺骗的意思。

治疗师： 差不太多，就是在欺骗我们的大脑，让它对于睡眠这件事情不要过于紧张。并且无论前一晚睡得如何，必须次日按照预定时间起床！

来访者： 这也太难了吧。

治疗师： 是的，但是通过训练，我们一定可以做到。

来访者： 那我试试吧。

治疗师： 还有就是要避免日间或者傍晚小睡。也就是说不能睡午觉。

来访者： 天呐，这样也太折磨人了吧！万一我一晚上都没睡着，折腾一宿，第二天还得按时起床，而且中午还不能睡午觉，我觉得我可能做不到。

治疗师： 不要着急，把情绪冷静下来。先回答我一个问题，之前您有过通宵不睡，甚至第二天继续工作干活的经历吗？

来访者： 嗯。

治疗师： 是不是这样第二天晚上睡眠会特别好，但如果第二天补觉的话就很容易晚上又睡不好了？这就形成晚上睡不好、白天补觉的恶性循环，我们的方法是避免白天小睡，促进夜间睡眠的改善，晚上在感觉到困倦的时候上床，构建人与床的有效联结，同时提高在床睡眠效率，并且养成规律的睡眠习惯。可能刚开始的时候会是一个挑战，但是慢慢地就能积累成功入睡的经验，久而久之就能获得良好的睡眠状态。

来访者： 那好吧，很感谢您，我继续按照您说的做。

注意事项

（1）提醒来访者：您起床后所进行的活动要温和、平静、少刺激，灯光应尽量暗一些，不要抽烟、吃东西、使用电子屏幕产品或做运动；

（2）帮助来访者学会识别困倦和疲劳：学会更好地识别实际困倦，而不是仅仅在疲劳时表现出的体征（例如，打哈欠、眼睛疲倦、无法睁眼、打瞌睡）；

（3）帮助来访者提前制订个体化的行动方案，提前规划可以帮助
　　执行；

（4）鼓励来访者验证新的认知，通过实践增强信心。避免对来访者的
　　焦虑过度否定，以支持性语言引导思维转变。

第5次访谈

　　主要内容：①依从性评估，睡眠、情绪相关问卷评估；②学会至少两
种放松训练；③总结睡眠日记并更新睡眠处方；④指导镇静催眠药减药计
划；⑤总结答疑和评价。

　　治疗师：很高兴能看到您这么大的进步！今天我们依照惯例，继续评估您
的睡眠状态。这段时间您情绪稳定性和精神状态均有明显提升。目前睡眠效率
有所增高，夜间上床后5分钟之内就能入睡，晚上醒来的次数明显减少，白天
7:30起床，并且没有补觉的行为，睡眠效率已经达到96%以上了。而且晚上
睡着之后也不担心自己醒来之后能不能再次成功入睡，但是睡眠日记有遗漏记
录的情况。后续睡眠处方，我们还会再次调整，逐步延长在床时间和睡眠维持
期的时间，那么接下来上床睡觉的时间，调整为夜里23:45，早上起床时间仍
旧为7:30。

　　来访者：好的，其实从上次回去之后，我一开始也不相信我能做到，但是
后来也在慢慢尝试，感觉很多东西只是看着比较困难，实际操作下来，自己能
慢慢熟练和适应。

　　治疗师：是的。

　　来访者：我想知道后续药物是否可以调整？我感觉自己现在晚上睡眠比以
前沉多了，这个药物还是这样服用吗？

　　治疗师：一般来说，治疗师是没有权限干预用药的，这个需要精神科执业

医师来根据您的情况调整，后续这个问题可以和您的主治医师交流，您看可以吗？

来访者： 好的，那么针对目前这种情况后续治疗如何进行？我还希望再继续调整一下睡眠状况。

治疗师： 针对您现在的情况，为降低觉醒水平，今天我们尝试一些放松训练，包括腹式呼吸和渐进式肌肉放松。同时，您提到失眠与情感波动的担忧，可以使用正念冥想作为辅助方法。

来访者： 我试过冥想，但总是无法集中注意力。

治疗师： 这是正常的。正念冥想练习的重点在于接纳分心，而不是强迫集中注意力。建议每天安排 10 分钟，专注于呼吸或身体感受。逐步延长练习时间，同时记录您在放松训练后的睡眠感受。

来访者： 有什么可以具体操作的项目吗？

治疗师： 具体方法包括：通过深呼吸、伸展运动、瑜伽、听轻音乐等放松活动，使自己从白天的压力中放松下来，提高睡眠质量。专业人员会通过影像、书籍、面对面等方式进行压力释放以及放松等相关技能训练，如渐进式肌肉放松、指导式想象、生物反馈、正念冥想、意向训练等。

治疗师： 还有一件重要的事情，我们需要每天都坚持记录睡眠日记。

来访者： 可以的。

注意事项

（1）结合来访者的反馈，调整放松训练的方法和强度；

（2）提供简单的正念冥想技巧，降低来访者的挫败感。

第6次访谈

> 　　主要内容：①依从性评估，睡眠、情绪相关问卷评估；②失眠疗效的评估；③总结睡眠日记并指导调整睡眠时间；④确定复诊的时间；⑤总结答疑和评价。

治疗师： 经过之前5次访谈，本次评估结果和最初您的睡眠情况对比，总体睡眠效率从40%提高至85%以上，总睡眠时长达到8小时。睡眠潜伏期缩短，从之前6小时缩短到现在的10分钟以内，夜间觉醒次数减少，近一周未有易醒的情况，同时，夜间睡眠各方面情绪也是比较稳定的，恭喜您取得了显著的进步。

来访者： 太感谢您了，我对睡眠问题没有之前那么焦虑了，生活质量也提升了很多。但是我很担心自己会不会又回到原来的睡眠状态。

治疗师： 您这么说我也能理解，建立一个规律的、良好的睡眠模式确实不容易。破坏这种睡眠的平衡确实很容易。比如熬夜、不规律的作息都有可能破坏睡眠模式。

来访者： 那我应该怎么办？

治疗师： 您不要着急，偶尔一两天睡不好也不是什么要紧事，最重要的是在接下来的日子里，继续遵循睡眠处方，定期记录睡眠日记。同时严格按照目前规定的睡眠时间和睡眠习惯进行调整，放平心态，越不焦虑、越能睡着觉。

来访者： 好的，非常感谢您的指导。

治疗师： 您的努力更值得称赞。为了进一步巩固效果，建议：每周进行一次正念冥想或放松练习。定期复盘睡眠习惯，及时调整，后续随着睡眠效率的提升，逐渐提前上床时间。如果出现睡眠波动，请及时与我联系。

来访者： 好的，非常感谢您。

注意事项

（1）强调来访者的自主性和积极维护的必要性；

（2）提供必要的心理支持，帮助来访者预防复发。

案例经验总结

1. 案例总结

来访者通过调整药物并结合 6 次失眠认知行为治疗，治疗 3 个月，来访者用药方案：阿普唑仑，从 0.8 mg/ 天，逐渐减量至 0.2 mg/ 天；同时，喹硫平逐渐减量至 400 mg/ 天，碳酸锂用量仍为 0.9 g/ 天。来访者睡眠状态逐渐改善，匹兹堡睡眠质量指数量表显示，总分由 20 分改善至 6 分，睡眠质量评分由 3 分改善至 0 分，入睡时间由 3 分改善至 1 分，睡眠时间由 3 分改善至 1 分，睡眠效率由 3 分改善至 0 分，睡眠障碍得分由 3 分改善至 1 分，镇静催眠药使用评分无变化，日间功能评分由 2 分改善至 0 分。来访者失眠相关焦虑显著下降，自觉白天精力、体力恢复，心烦、易激惹情况较前明显减轻。

2. 经验总结

（1）综合评估：对双相情感障碍来访者，需同时关注情感状态和失眠问题的相互影响。

（2）个体化治疗：根据来访者的情绪特点和生活压力，制定灵活的 CBT–I 计划。

（3）多元干预：结合睡眠限制、认知重建和放松训练，全面改善来访者的睡眠。

（4）长期维护：帮助来访者建立良好的长期睡眠习惯，预防失眠复发。

王育梅

山东第一医科大学附属省立医院

案例五：伴有节律紊乱的失眠障碍

案例概况

　　来访者，女，56 岁，既往从事贸易工作，丈夫为某单位工程师，夫妻感情和睦。夫妻俩 30 多年来常常因工作原因分居，1 年前两人均退休在家。来访者 10 年前经常出差，开始出现夜间睡眠差、早醒、多梦、夜间觉醒次数多、白天精力不足，在工作期间大量饮用咖啡（6~8 杯）应付日间疲劳，后自行找中医就诊，规律服用中药，服药后能入睡，但感觉睡眠不深，白天仍有明显的疲劳感，喝咖啡后能应付日间工作。1 年前退休后来访者生活节律发生改变，晚餐后就回到卧室床上玩手机、看电视，21:00–22:00 就准备睡觉，入睡困难，常常要 1~2 小时才能入睡，夜间只能入睡 3 小时左右，凌晨 3 点左右醒来后在床上久卧至天亮离床，存在明显的睡眠时相提前。白天感到疲劳会继续卧床，每日卧床时长 12~15 小时，疲劳症状无改善，故来我院就诊，诊断为失眠障碍，予唑吡坦 5 mg/ 日，服药后睡眠有所改善，但来访者担心药物依赖，开始不敢服药。复诊时建议来访者行 CBT–I 治疗。

第 1 次访谈

> **主要内容：**①治疗前的评估，治疗方案的确定；②介绍与讲解睡眠日记；③处理阻抗和布置家庭作业。

　　治疗师： 您好，我是接下来为您进行治疗的心理治疗师。

　　来访者： 您好，医生。

　　治疗师： 首先，根据您刚刚做的心理评估，结合您之前在我们科的就诊情况，我们可以很明确目前您存在慢性失眠问题，其中存在入睡困难、早醒、睡眠时相前移的情况。那么接下来我们一起交流，找到一个更适合您的治疗方案。

来访者：那太好了！我常年受到失眠问题的困扰，退休后更是睡不着，这个问题对我影响太大了，我非常痛苦，目前靠药物可以睡觉。但是，我有很多顾虑，不敢吃药，很矛盾。

治疗师：能感受到失眠给您带来的痛苦，为了更好地解决问题，咱们来详细聊一下您的失眠情况。我看您的病历，您从很多年前就开始有了失眠问题？

来访者：是的，医生。年轻时因为经常出差，作息也不规律，经常休息不好。大概有 10 年左右了。

治疗师：那最近的一次开始持续失眠是从什么时候开始的？

来访者：是从退休以后。我老伴儿也同时退休的，两个人都在家也没什么事情做。我睡不好，啥也不想干，白天就想躺着。晚上我很早就上床睡觉，但还是睡不着。

治疗师：听起来您除了失眠的问题，还存在很明显的睡眠时相前移的问题。

来访者：我失眠确实挺严重的。什么是睡眠时相前移的问题呢？

治疗师：成年人需要的睡眠时长是 7～8 小时，您过早地躺在床上准备入睡，会导致您的睡眠生物钟前移，从而您睡醒的时间也会前移。

来访者：意思是我睡得太早的话，也会醒得太早？难怪我常常两三点醒过来就睡不着了。

治疗师：是的，您晚上一般几点准备上床？睡得着吗？睡不着您会做些什么？

来访者：洗完澡就上床，大概 20:00–21:00，肯定睡不着，翻来覆去，可是不躺着不是更加睡不着吗？我睡不着时就躺着看手机，有时候也去客厅看电视。

治疗师：在客厅看困了，就回卧室睡觉吗？

来访者：很奇怪啊医生，有时候在客厅躺着看电视困了，立刻起来走到卧室躺下却马上清醒了，还是睡不着。

治疗师：这也是导致我们持续失眠的一种行为。我还想和您讨论一下白天的情况。白天您有通过什么方法来让自己精力充沛吗？比如做运动。

来访者： 没有啊，我会喝咖啡，这也是多年来工作养成的习惯，现在退休以后喝的少了很多。

治疗师： 现在每天喝多少？

来访者： 白天有时候喝七八杯。晚上不喝。

治疗师： 我们大体上了解了您当前的睡眠状况。失眠一般主要是由三个方面因素造成的，分别是易感因素、诱发因素和维持因素。其中维持因素是造成失眠最重要的因素，也是我们在治疗过程中主要的干预因素。您认为，造成您失眠的问题，有什么诱发因素，又有什么因素造成后续的维持呢？

来访者： 诱发因素可能是我退休后的生活太乏味了，每天都挺烦的。维持因素我不太清楚，或许是因为我太早睡了？或者是因为没有运动？

治疗师： 很好，您看到了其中的一些问题。后续的治疗中，我们会一起来仔细分析这些问题。通过改善您的睡眠节律问题，调整日间行为，对睡眠相关的认知进行干预，我们希望最终可以解决失眠的问题。我们把这样的方法叫做失眠认知行为治疗。执行这个治疗方法，治疗的周期是需要时间作为保证的，要持续 6~8 周。另外，在治疗的过程中需要您根据我与您讨论制定的治疗方案来执行睡眠行为。您愿意尝试一下吗？

来访者： 现在睡不着真的很痛苦，如果通过这几周的治疗，可以按照您说的方法让睡眠好起来，我愿意尝试。

治疗师： 好，那么我简单向您介绍一下失眠认知行为治疗。这个方法是目前推荐的非药物治疗失眠的首选方案，从大量的临床实践来看对于原发性慢性失眠有很好的疗效。但是这个治疗方法的短板就是治疗周期久，同时需要付出一些行为调整来帮助自己改善睡眠行为习惯。今天我先给布置第一个任务，就是记录睡眠日记。睡眠日记是一种有效的自我监督和跟踪睡眠的工具。任何长期自我改善的过程，都必须在自我监督和跟踪下完成，如果没有自我观察和反思，就会因为缺乏明确目标而轻易放弃。因此通过睡眠日记来记录睡眠状况是非常有必要的。记录睡眠日记是 CBT-I 的核心工作之一，也是掌握您真实的睡眠状况及其变化过程的数据来源。通过记录所得的数据，您可以了解自己睡眠问题的关键，观察自己睡眠的变化趋势，并据此采取相应的睡眠调节措施。我们需要从睡眠日记上得到您整个睡眠情况的数据，特别是在开始填写日记的第一天和第二天，这是您在没有任何影响的情况下最真实的睡眠。

注意事项

（1）第一次访谈的治疗前评估需要采集病史：详细评估来访者的"3P"因素；

（2）同时与来访者介绍治疗方案，并且巧妙地处理阻抗问题；讲解睡眠日记的重要性并布置睡眠日记。

第2次访谈

　　主要内容：①总结与分析睡眠日记；②介绍睡眠限制法，讲解睡眠限制法的具体指令以及操作方法；③适当地进行睡眠卫生健康教育；④给予光照的建议；⑤处理阻抗，布置家庭作业。

治疗师：这个星期感觉怎么样？

来访者：这个星期还是老样子，焦虑。

治疗师：我看到您坚持每天记录睡眠日记，这是一个好的开始。因为有了睡眠日记的数据，我们也可以更清晰地了解睡眠的整体情况，有利于接下来的治疗。

来访者：对，这一点我也发现了，以前没那么具体地观察过自己的睡眠问题。只觉得睡不着，白天没精力，就想躺着，却睡不着，躺久了就烦。

治疗师：现在咱们先一起来看看您的睡眠日记。通过这个睡眠日记，可以发现，您每天很早上床，晚上 20:00 左右就躺在床上了，卧床时间很久，然而睡眠时间很少，这就反映了一个问题，您花了大量的时间用来努力尝试睡眠，但是并没有达到您期待的效果。对吗？

来访者： 是的，感觉自己每天做了很多无用功，但是我不知道该怎么做，睡不着就只能躺着，总是有机会能睡着的，不躺着更加不行，头晕晕的，也没动力做任何事。老年大学我也不去了。

治疗师： 所以咱们可以从这里开始做第一步改变。尝试着寻找一种有效的睡眠方式，从而获得身体所需的睡眠。

来访者： 什么方式呢？

治疗师： 这个办法叫做睡眠限制法。我们可以通过它来实现高效、高质量的睡眠。让您不用躺那么久也可以获得有效睡眠。既然您花了大量的时间做了无用功，那从现在开始，咱们就做到以下几点：第一，在治疗的周期里，除了我给您设置的睡眠时间，其他时间都不要有任何可能产生睡眠的行为。

来访者： 什么是有可能产生睡眠的行为？

治疗师： 比如白天花大量的时间用来躺着，或者午睡很久。

来访者： 不能午睡吗？我晚上睡不着，我肯定要中午补觉啊。

治疗师： 嗯，我理解您说的。但是您思考一个问题，睡眠需要一定的驱动力，再结合夜间的褪黑素，在夜晚才会产生一定量的睡眠。如果您白天进行了很多碎片化的浅眠，那么夜晚的整体睡眠量会不会受到影响？

来访者： 按照您说的来计算，应该会影响。可是我晚上睡不着，白天您不让我睡，那我怎么办？

治疗师： 您的担忧我很能理解。咱们说的这个方法，是为了把有效睡眠集中在夜间，使得您的夜晚获得高质量的睡眠，这样白天的精力也会逐步恢复。而且，从过去的睡眠经历来看，您白天的补觉行为并没有达到您的目标，对吗？

来访者： 认真想想，您说的有道理。但是我觉得很难做到您说的。

治疗师： 没关系，首先您愿意在接下来的这个星期尝试以上方法，这就有改变的可能。

来访者： 好。我愿意去尝试。可是医生，我还有个问题，我到底应该几点上床睡觉比较合适？按照您刚刚的说法，我白天不能睡，那我还是和之前一样可以晚饭后不久就准备入睡？

治疗师： 这个问题我们来讨论一下。您理想的起床时间是几点呢？

来访者： 我希望能够一觉睡到早上 7:00。

治疗师： 很好。根据您前面几周的睡眠日记，可以先计算出您的睡眠效率。我们一起来看看如何计算睡眠效率，这是将来用来调整您卧床时长的基础。我们用实际睡眠时长除以卧床时长，再乘以 100%，能看到您上周的睡眠效率只有不到 30%。过多的卧床时长会导致您日间运动消耗不足，反而难以堆积足够的睡眠趋力。按照您的需求，我建议您凌晨 1:00 再上床睡觉，我们试试看，能不能睡满 6 小时。

来访者： 您的意思就是我凌晨 1:00 才可以上床准备入睡？

治疗师： 是的。

来访者： 可是凌晨 1:00 我觉得太晚了。我真的坚持不到，而且我每天很早就醒了，再也睡不着。按照这样我几乎就没睡眠了。

治疗师： 看起来这个方法会让您失去了一些睡眠时间，但是同时这个方法可以保证我们获得更多有效的睡眠时间。也许在前面几天您的睡眠比较少，这个咱们可以通过 30 分钟以内的午睡来适当解决，您觉得怎样？

来访者： 但是您之前说不可以午睡。

治疗师： 是的，不午睡也是同样的目的，为了获得夜间高质量的睡眠。但是前面调整阶段，咱们可以适当用午睡进行一点点适应性过渡。

来访者： 行。可是还有一个问题，如果没到凌晨 1:00，我真的已经很困了，晚上又睡不踏实，怎么办？

治疗师： 这个时候，我建议您每天晚上通过感兴趣的活动或者轻量运动等行为来保持清醒。另外，通过光照的手段，可以有效改善您夜间过早犯困的问题。您上周的睡眠日记显示，您往往凌晨 3:00-4:00 就会醒过来，然后在床上辗转到天亮。按照光照疗法的建议，您可以在下午 15:00-16:00 开始，刻意地去增加光照的时间。直到太阳下山前，您可以增加户外活动，通过光照，去调节您的生物节律。

来访者：好的，那我多去晒晒太阳。如果真的可以通过这种方法让我拥有良好的睡眠，真的可以做到夜晚好好睡觉，我愿意尝试。

注意事项

（1）第二次访谈主要是通过分析睡眠日记来引导来访者发现睡眠具体问题，从而制订第一步治疗方案；

（2）注意处理阻抗的同时，讲解清楚方法执行的指令。

第3次访谈

主要内容：①总结与分析睡眠日记；②介绍刺激控制法，讲解刺激控制法的具体指令及操作方法；③对光照治疗进行个体化干预，结合老年来访者的睡眠节律特点，有针对性地进行睡眠时相前移；④根据来访者实际情况，继续进行睡眠卫生健康教育，布置家庭作业。

治疗师：先来看看这个星期的睡眠日记，看起来您对上周的方法执行得不错。

来访者：是的，有了一点改变，我也有了一点信心。我下午会出门活动一下，不过晚上还是很难按您安排的时间睡觉，晚上睡得也不怎么样。

治疗师：这是有意义的进步，值得表扬和坚持。您自己如何总结这个星期的情况？

来访者：我觉得我的行为有些调整，睡得好一点，可能是因为躺着的时间少了一些。其他的没什么变化，白天我还是不想动，晚上我很早就犯困了，但是一躺上床，还是睡不着。

治疗师：那这次咱们就聊聊清醒的时候您都做些什么，该如何调整。

来访者：退休的时候我就和老伴儿一起报了老年大学，但是睡不好，我白天根本没精力出门，所以压根儿就没去过。以前白天就是躺着比较多，基本就是躺着，看看手机，但也没啥可看的，也心烦。上班的时候为了工作有精力，会习惯喝很多咖啡，现在也偶尔喝。晚上没什么事情能做，就是看看电视，看看手机。

治疗师：听起来除了躺着，等待睡眠，就没其他什么事情了。

来访者：也没精力做啊。头痛，心烦。

治疗师：慢慢来，治疗需要一个过程，咱们已经有了好的开始。今天我再来教您一个方法来解决以上问题。

来访者：好，通过上周您教我的方法，我有了一点信心。

治疗师：信心是良好治疗的保证。今天我给您分享另一个方法，叫做刺激控制法。这个方法最直接的目的就是先帮助我们"可以睡"。什么是"可以睡"呢？简单讲就是一看到床，我的大脑就识别到需要睡觉。如何实现这个目标呢？那么首先，咱们需要给大脑设置一个"开关"，就是执行行为的刺激源，让我的大脑看到床就可以发出睡眠的指令。

来访者：医生您说的这个方法听起来很好，那我需要怎么做才能达到这个目标？

治疗师：这就需要您完成以下两点：第一，当您躺在床上，如果过了15分钟左右还辗转反侧睡不着，那么您就起来离开床，离开卧室。第二，去卧室以外的地方活动，直到再次有睡意，再重新回到卧室，躺在床上。

来访者：做哪些事情呢？我可以看电视吗？

治疗师：不可以看电视。因为电视和手机这一类的电子产品屏幕的蓝光会抑制大脑褪黑素的释放。夜间的睡眠是因为大脑的睡眠调控中心有个视交叉上核，它在没有光线的时候释放足够浓度的褪黑素，从而产生睡眠的。所以不能用电子产品。上次咱们说的轻量运动是可以的。

来访者：明白了，那您的意思是躺在床上也不能看手机？

治疗师：是的。

来访者：那我经常失眠时躺着看手机。

治疗师：所以您看，有些时候，一些不良的睡眠习惯慢慢地就影响了我们的睡眠。

来访者：您上次教我白天去晒太阳，说是不会那么早犯困。但我感觉现在还是挺早犯困的。

治疗师：那有可能是光线的强度不够。我们可以把您能够自然醒来的时间作为一天昼夜节律的起点，从上周的睡眠日记来看，您大概在凌晨 4:00-5:00 能够自然醒过来。把这个时间点作为标准，往前推算 8 小时左右，也就是夜里 20:00-21:00 照光可以有效改善睡眠节律。您可以根据每天的起床时间，以每天延后 15 分钟的规律，逐步调整光照时间。

注意事项

（1）在治疗方法的实施过程中，切忌短时间内让来访者做出巨大的改变，这样会因此而增加焦虑；

（2）考虑来访者睡眠节律的问题，可以强调光照疗法的作用，帮助来访者更好地调节睡眠节律。

第 4 次访谈

主要内容：①总结与分析睡眠日记；②巩固刺激控制法和睡眠限制法；③调整歪曲信念，从而尝试进行认知重建；④继续进行睡眠卫生健康教育和放松训练，布置家庭作业。

治疗师：看到您的睡眠日记，发现这个星期的入睡快了。

来访者：是啊，医生。我也发现自己这个星期比从前可以更快入睡了，不知道是不是因为您说的白天不要睡。

治疗师：对，咱们一起来看看睡眠日记。通过最近的睡眠日记，发现您的睡眠潜伏期缩短了，而且我看到您白天的躺床时间也少了。您感觉现在白天的精力怎么样？

来访者：我感觉还是不好啊。所以我最近又喝上了咖啡。我觉得不喝不行。

治疗师：嗯，喝咖啡也不是完全不可以，不过咱们可以讨论一下如何喝。

来访者：还有具体的要求？

治疗师：是的，通常咖啡中的咖啡因会导致大脑自主神经功能兴奋，抑制睡眠驱动力的产生，所以我们建议如果要喝咖啡尽量在上午 10:00 前。另外就是您要控制咖啡摄入的量。您以前的量就太多了。需要减少至每天一两杯，然后循序渐进到 10:00 前一杯。

来访者：可是有的时候我下午感觉很困，也会喝咖啡。晚上为了等到您给我规定的上床时间，我也喝。

治疗师：这样的喝法就确实非常影响睡眠节律了。没关系，咱们从下周开始调整。好么？

来访者：好，试试看。

治疗师：如果执行这些调整方案时您感到焦虑，我教您一个放松训练的方法，可以每天坚持练习，从而缓解焦虑。常用的放松训练方法有腹式呼吸、渐进式肌肉放松和意象训练等。我们可以从腹式呼吸开始去练习。腹式呼吸的操作方式是放慢呼吸，每分钟大概 8～10 次呼吸，以您舒适的频率去调整，在吸气的时候把腹部鼓起来，呼气的时候让腹部自然地放松，如此反复。每天练习一次，每次练习 10～15 分钟，一开始我们先在卧室之外的区域去练习，比如在客厅沙发上练习。通过腹式呼吸，我们可以有效地控制我们的肌肉和心率，达到松弛的效果。

来访者：这太实用了，我会坚持练习。

注意事项

（1）鼓励来访者继续循序渐进地处理睡眠卫生问题；巩固刺激控制法和睡眠限制法。

（2）分享放松训练的方法，帮助来访者缓解睡前焦虑。

第 5 次访谈

> **主要内容：**①进行昼夜节律系统的重建；②引入睡前思考量表并布置来访者睡前填写。

治疗师：用新的方法喝咖啡感觉还适应吗？

来访者：只要对睡眠有帮助，我都愿意坚持。而且，医生，我确实感觉这几个星期有些好转。

治疗师：有改善才是咱们继续坚持治疗的最佳动力。

来访者：但是我最近又开始担心了。我虽然看到我有进步了，但是新的担心开始了，我怕这个良好的睡眠不能保持，所以最近躺在床上有时候会反复想这个问题。白天有时候也担心这个问题。睡好了也烦，睡不好也烦。

治疗师：看来矛盾无时不在。睡好了又有了新的担忧。您现在能够感受到自己学会了科学的睡眠方法了吗？科学的睡眠方法首先是帮助我们恢复睡眠节律。每个人都有自己规律而稳定的睡眠节律系统，过多的卧床时间、较长的睡眠潜伏期、白天的碎片化浅眠和大量摄入咖啡，这些因素都会导致您的睡眠节律系统紊乱。经过前面 4 周的努力，您现在开始逐步建立了良好的睡眠节律系统，不过还需要坚持。

来访者：我觉得我学会了。至少可以做到坚持。

治疗师：是的，您说的非常正确。就像咱们工作中的方法、技能，学会了，这个技能在您的大脑里，它不会消失，如果以后再失眠，再次执行我教给您的方法，不就可以了吗？

来访者：医生，道理我懂，我就是控制不住地思考这些。

治疗师：在您控制不住思考的状态下，会引起什么不良后果吗？

来访者：我会很紧张，然后睡前会忍不住地担心，越想越睡不着。

治疗师：您的体验非常准确。我们的思考内容会对我们的情绪产生影响，不良的认知内容，会诱发我们的焦虑体验，继而影响我们的睡眠。我给您一个睡前思考记录表，您在准备睡前的 1 小时，可以安静地独处，把这个记录表填写一下，把自己反复思考的问题记录下来，再看看有没有新的思路，对旧的问题有没有新的解决方案。

来访者：不知道能不能做到，我试试。

治疗师：也许躺下还会思考，没关系，您可以继续做放松训练。

> **注意事项**
>
> 在睡眠节律系统逐步恢复的基础上更多地进行认知重建，来访者可能因此焦虑，可以加强缓解焦虑的方法。

第 6 次访谈

> **主要内容**：①总结与分析睡眠日记；②教授预防复发的策略；③继续进行认知重建与巩固；④总结治疗并布置复诊计划。

来访者：医生，这个星期我虽然没有坚持记录睡前思考记录表，但是我加强了放松训练，我胡思乱想的时候我就做腹式呼吸，效果很好。

治疗师：看到您的睡眠日记，发现确实有了很大的进步，值得表扬。但还要继续坚持。

来访者：医生我会坚持的，而且这个星期开始，我已经去参加老年大学的课程了，也和其他老年大学的同学们交流了睡眠问题。我发现他们很多人睡不好，我还把您教我的一些方法给他们分享呢。感觉自己找回了工作时候的价值感。

治疗师：真的不错。看来这个方法让您受益了，这才是恢复高质量睡眠的科学方法。现在还担心以后再失眠怎么办嘛？

来访者：现在没那么担心了，因为掌握了这个方法，对自己的睡眠有了信心。我慢慢来，可以更好。

治疗师： 是的，科学的睡眠方法就是帮助我们在任何睡不好的时候可以执行的阶段性治疗方案，虽然治疗周期久，但是长久的获益、重新找回良好睡眠才是最终的目标。

来访者： 医生，我会坚持的。

案例经验总结

从入睡所需的时间、夜间睡眠体验、日间功能和睡眠节律恢复四个方面对治疗效果进行评估。本案例的治疗体现了沿着个案概念化的框架而系统推进的过程，从治疗的效率和效果来看：治疗师通过收集信息和心理评估，做出针对来访者的个案概念化；在个案概念化的指导下找到来访者的"3P"因素，针对来访者的睡眠障碍及睡眠节律问题，给予相应的指导。最后，值得注意的是，治疗师要不断提醒来访者：症状缓解并不是直线下降的；在预防复发时同样要提醒来访者预料到未来路上的波折，否则他们容易在波折出现时把自己看成失败者并最终导致问题的复发。

张黎黎　张　斌

南方医科大学南方医院

案例六：躯体疾病共病失眠障碍

案例概况

来访者，女，56岁，因"入睡困难、早醒2年"到门诊就诊。2年前来访者体检诊断乳腺癌，因对疾病担忧和恐惧出现入睡困难、早醒，伴随出现注意力不集中、日间嗜睡、情绪低落、兴趣减退、紧张焦虑等日间功能受损及焦虑抑郁症状，睡眠门诊就诊后予以唑吡坦10 mg治疗，服药后失眠症状明显缓解。随后接受乳腺癌手术治疗，术后结果提示为早期乳腺癌，定期随访，病情稳定。现每晚服用唑吡坦10 mg，感觉疗效欠佳，入睡困难和早醒明显，否认存在明显焦虑和抑郁情绪。其母亲诊断失眠障碍，长期服用艾司唑仑辅助睡眠。来访者希望使用非药物治疗方式改善睡眠的同时，减少或者停用镇静催眠药。门诊医生初步评估建议使用失眠认知行为治疗，经过治疗师的再次评估后为来访者提供为期6周的失眠认知行为治疗。

第1次访谈

> **主要内容：**治疗前评估。①向来访者做自我介绍，评估来访者睡眠、情绪及躯体健康等状况；②介绍失眠的"3P"因素；③介绍睡眠日记。

治疗师：您好，我是为您提供失眠认知行为治疗的医生，首先我需要了解您的一些基本情况，评估您目前是否适合接受这项治疗，请您描述一下目前失眠的情况。

来访者：我在2年前体检时查出乳腺癌，因为对疾病的担心和恐惧开始出现失眠，我的医生告知我可以通过手术得到有效治疗，于是我接受了乳腺癌手术治疗，术后定期随访，病情控制得还可以，但是我的睡眠情况却一直很差，一直服用唑吡坦。现在即使服用药物，失眠仍然存在。目前我的身体状况比较理想，但是失眠问题始终困扰着我。

治疗师：您的失眠情况我已大致了解。接下来我了解一下您的基本情况、睡眠、情绪和躯体健康等相关的信息，同时需要您完成一些问卷，帮助我更好评估您现阶段是否适合这项治疗。您乳腺癌最近一次复查是什么时候，目前在接受乳腺癌相关的治疗吗？

来访者：最近一次复查是在 1 个月前，复查结果提示目前病情稳定，关于乳腺癌的治疗我只接受了手术治疗，术后未接受其他治疗，仅定期随访。

治疗师：您填写的问卷结果提示您存在重度失眠、轻度焦虑、无明显抑郁情绪。根据综合量表评估结果和您的描述，您适合接受失眠认知行为治疗。接下来，我将向您介绍失眠认知行为治疗相关内容和要求。失眠认知行为治疗是目前被推荐作为慢性失眠障碍的一线非药物干预方式，对于失眠障碍的疗效，短期疗效与药物相当，长期疗效优于药物治疗，但是它起效缓慢，通常需要 2 周才能逐渐起效。整个治疗周期为 6 周；需要您每周来一次医院进行面对面访谈，治疗内容包括睡眠限制、刺激控制、睡眠卫生健康教育、放松训练、认知治疗五大部分。这项有效的非药物治疗需要您严格配合才能达到理想疗效，比如，在治疗过程中我们会跟您商定一个作息方案，需要您严格执行；还会要求您避免或减少日间小睡等，向您提出一些睡眠相关的生活行为要求。在治疗过程中可能会出现日间嗜睡等让您体验不佳的情况，但是这些情况会随着您睡眠的改善和治疗疗程的推进逐渐好转。如果您能严格配合整个治疗，我们还能帮助您减少唑吡坦用量甚至停用唑吡坦。以上是关于整个治疗的简单介绍和要求，现在需要您考虑是否参加并且配合治疗。如果您不愿意参加治疗，可以找您的睡眠医生商量其他治疗方案，比如药物或者物理治疗。

来访者：为了能够治疗失眠，不依赖安眠药睡觉，我愿意尝试。

治疗师：在开始治疗前，我们将共同探讨失眠的形成过程，向您介绍指导整个治疗的失眠"3P"因素模型。失眠"3P"因素模型解释了失眠的发生、发展过程，包括失眠的易感因素、诱发因素和维持因素。易感因素包括失眠家族史、脆弱的睡眠调节系统、性格特征等；诱发因素通常为诱发急性失眠发生的急性应激事件，包括生活、工作和学习压力等；维持因素则是导致失眠慢性化的关键因素，也是失眠认知行为治疗的目标，主要为不恰当的失眠相关行为应对策略，包括延长卧床时间、日间多次和长时间小睡、日间减少体力活动、长期在床上进行与睡眠无关的活动等。根据刚才评估的失眠"3P"因素问卷可以发现，对于您来讲，易感因素包括母亲失眠、自己倾向于完美主义、总是过度思考和担忧问题。在易感因素的基础上，当诱发因素出现时，导致急性失眠的发生，比如您首次诊断乳腺癌就是最主要的诱发因素。最后在维持因素的作用下，失眠病程逐渐慢性化，我们的主要目标就是针对维持因素进行干预。您能发现您存在哪些维持因素吗？

来访者： 白天睡太多，且躺着时间太久、太早上床、赖床、在床上玩手机？

治疗师： 对，这些是您回顾的维持因素，接下来1周将使用睡眠日记采集睡眠情况，进一步发现可能遗漏的维持因素，治疗过程中，睡眠日记将是为您制订更改方案的重要依据。这周我不会对您提出任何要求，您只需要按照平时习惯作息和服药，如实在睡眠日记里记录即可。接下来我们一起来尝试填写睡眠日记来记录昨天的睡眠情况，上床时间为昨晚熄灯准备睡觉的时间，睡着时间为第一次睡着的时间（进行估计），醒来时间为今早最后一次醒来的时间，起床时间为离开床的时间，夜醒总次数和累计时长（进行估计），记录日间每次小睡的起止时间。以上就是睡眠日记每个时间点的定义和具体填写方法，您对睡眠日记填写还有什么疑问吗？

来访者： 没有了，但是我们为什么不从这周开始就治疗呢？这周我的药物还是继续服用吗？如果我还是失眠该怎么办？

治疗师： 首先，我需要掌握您平时睡眠习惯，如果仅凭借您回顾性的睡眠状况可能存在偏差，因此我需要采集您1周的睡眠情况。镇静催眠药仍然按照医嘱服用，等治疗完全起效后我们再讨论如何减药。这周如果您出现失眠的情况，建议按照您平时处理习惯进行，如实记录在睡眠日记里即可。就如我们刚才所讲，我们这个治疗的特征是起效慢但长期疗效显著，因此需要您有足够信心和耐心参与其中。在治疗期间我不仅告知您每阶段的操作指令，同时将为您讲述明白这些指令的原理及起效的机制，让您充分了解治疗方法，争取在治疗结束时掌握整个治疗方法，学会自我进行睡眠调整。

来访者： 那我这周就只需要记录睡眠日记吗？

治疗师： 是的，您这周只需如实填写睡眠日记，下周我们一起回顾和分析您的睡眠日记，并且在 6 周期间我们每周都要进行睡眠日记的分析和比较，跟踪您的睡眠变化情况评估治疗效果。所以您今天离开之前，请确保完全掌握睡眠日记的填写规则，如果您有任何关于睡眠日记填写的问题可以问我。

注意事项

（1）着重评估目前躯体疾病状况是否适合接受失眠认知行为治疗，必要时可邀请治疗躯体疾病的临床医师共同参与评估。

（2）采集来访者基本情况、睡眠、情绪和躯体健康等相关的信息，帮助来访者了解自己失眠发生和发展的原因，建立良好的治疗关系，增强治疗信心。

（3）强调正确填写睡眠日记的重要性，同时教会来访者正确填写睡眠日记，克服部分来访者对于填写睡眠日记的紧张和焦虑。

第 2 次访谈

主要内容： ①睡眠限制原理的介绍；②回顾睡眠日记识别存在的维持因素；分析睡眠限制的利弊，解释睡眠限制对于躯体及相关疾病的影响，提出睡眠限制的要求，制定睡眠处方；③告知睡眠限制可能存在的不良反应及处理办法；④进行睡眠卫生健康教育；⑤解答疑问、提出本周任务和要求。

治疗师： 我们一起回顾您上周睡眠日记，探讨在您身上哪些不恰当的行为因素导致您的失眠迁延不愈，并且针对这些行为因素提出恰当的解决办法。首先计算您上周睡眠日记数据，您平均每晚睡眠时长为 5.5 小时，意味着平均来看，您的睡眠能力只能产生 5.5 小时的睡眠，然而您每天有 8 小时卧床时长，并且存在日间多次小睡，这将导致睡眠驱动力不恰当释放。举个例子，比如每天的消费总额度为 100 元，如果白天消费 80 元，那么晚上就只剩 20 元额度，如果白天不消费，那么所有的额度都能留到晚上。正如您现在实际睡眠能力只有 5.5 小时，提前上床、赖床、反复多次小睡都将导致您的睡眠额度提前消耗，到了该睡觉的时间，已经没有剩余的睡眠额度了，这就导致失眠发生。因此，这周开始我们将进行睡眠限制治疗来帮助您恢复睡眠驱动力，就如刚才列举的花钱的例子，我们将通过缩短您的卧床时长，延长清醒时长，增加您的睡眠驱动力，从而提高睡眠效率，改善睡眠。这类似于"饥饿疗法"，就如小朋友不愿意吃饭，持续让他饿几顿并且不提供额外加餐，那么在第二顿或者第三顿，饥饿的生理需求将促使小朋友主动进食。参考"饥饿疗法"您觉得应该怎么办呢？

来访者： 我应该每天只睡 5.5 小时甚至更少，并且白天不睡觉？但是这样会不会影响我的身体健康，导致乳腺癌复发？

治疗师： 您这样的担心是合理的，但是要求的 5.5 小时睡眠时长不是对您的长期要求，接下来每周都会根据您的睡眠情况变化进行调整，我们仅仅需要 6 周的相对短的睡眠时间获取以后长期的好睡眠。相对于不接受治疗将持续长达几十年的失眠，这 6 周的短期睡眠不足将带来显著的长期获益。您目前的乳腺癌病情稳定，进行睡眠限制对您身体的影响几乎可以忽略不计，当然在治疗过程中如果您有任何不适或者担忧都可以咨询我和您的乳腺外科医生，以便及时处理。

来访者： 如果我只能睡 5.5 小时，那我该几点上床、几点起床呢？

治疗师： 在给您制定睡眠处方之前，我将介绍睡眠效率这一指标。睡眠效率 =（睡眠时长 / 卧床时长）× 100%，可用于定量评估个体在面对睡眠损失时增加睡眠机会的倾向性。当睡眠效率 < 85% 时，提示睡眠机会和睡眠能力之

间不匹配。因此，我们的目标是实现睡眠效率 ≥ 85%。根据您反馈的睡眠日记，上周平均睡眠时长为 5.5 小时，睡眠效率 =85%，计算您的最佳卧床时长为 5.5/85% ≈ 6.5 小时，我需要您确定在考虑平时工作和生活实际需求的情况下，您希望的每天最佳起床时间是几点？

来访者：早晨 6:00。

治疗师：好的，根据我们刚才计算的 6.5 小时最佳卧床时间，6:00 为起床时间，往前推 6.5 小时则为上床时间，因此，下周您的作息时间为 23:30–6:00。

来访者：23:30 上床太晚了。我能不能早上 5:00 起床，这样就能 22:30 上床了？

治疗师：我不建议您这样做，首先我们以后每周会向前滴定您的上床时间，然而起床时间很容易形成固定的节律，比如您上班每天固定早上 6:00 起床，周末也可能在早上 6:00 自然醒来。其次，您现在存在早醒，如果早上 5:00 起床会加重早醒。因此，我更建议您按照 23:30–6:00 作息方案执行。

来访者：但是我每次超过 22:00 上床就再也没有睡意了，肯定整晚都睡不着了。

治疗师：我认可您说的这种情况，突然改变作息时间是会出现失眠加重，但是睡眠驱动力的累积不会允许这种情况持续存在。也就是说，第一夜睡不着，坚持第二天不进行睡眠补偿行为，在第二夜开始睡眠驱动力的积累导致睡眠能力逐渐恢复。所以，您要做到的就是坚持下去。

来访者：如果 23:30 上床还睡不着，应该怎么处理？

治疗师：可以尝试腹式呼吸进行放松，建议在卧室以外的其他地方进行腹式呼吸。在进行腹式呼吸过程中产生困意，则返回卧室睡觉。

来访者：好的，那我的药物能减量吗？

治疗师：正如我们第一周探讨的，失眠认知行为治疗起效相对缓慢，因此在完全起效前，建议不进行减药。这周还有另一项任务，就是我们共同阅读和探讨睡眠卫生知识，这有助于养成良好的睡眠习惯，从睡眠环境、饮食、活动、睡眠节律等生活方式层面减少和排除干扰睡眠的各种情况。接下来的这一周将要求您执行睡眠限制，继续每天填写睡眠日记，下周我将根据您反馈的睡眠情况对睡眠处方进行调整。如果在执行睡眠限制过程中存在任何问题，可以记录下来。

> **注意事项**
>
> （1）进行睡眠限制时，应考虑睡眠限制是否加重躯体疾病，必要时与相关临床医生共同探讨。
>
> （2）提前告知来访者睡眠限制的特点以及可能出现的不良反应和应对措施，可提高睡眠限制的依从性。
>
> （3）进行睡眠卫生健康教育时，应针对来访者不良睡眠卫生习惯进行针对性的建议。

第 3 次访谈

> **主要内容：**①疗效及依从性评估；②介绍躯体情况、睡眠滴定、刺激控制指令；③解答疑问；④提出本周任务和要求。

治疗师： 上周您自我感觉睡眠情况有好转吗？有躯体不适吗？

来访者： 开始的 2 天仍然失眠，但从第三天开始就逐渐好转了。但是，我现在日间嗜睡很明显，这周还要坚持 23:30 上床吗？睡前的 1~2 小时总是控制不住打瞌睡很难坚持到 23:30 上床，所以有 2 天提前上床了。

治疗师： 描述的情况说明您的睡眠在逐渐好转，尤其是犯困提示您的睡眠驱动力积累，睡眠能力逐渐恢复，是睡眠好转的迹象。犯困时，可以尝试起身走动，避免因卧位或坐位而引发不自觉的打盹。您还可以尝试在夜间对时间进行适当的安排，如进行活动强度较轻的家务劳动等。建议您这周采用上述方法合理安排夜晚时间，尽量避免提前上床。根据您上周的睡眠日记反馈情况，上一周您的平均睡眠效率为 91%，这周可增加 15 分钟卧床时间，睡眠处方更改为 23:15-06:00。

来访者： 那这周还有什么新的治疗内容吗？

治疗师： 这周将执行刺激控制指令。刺激控制可以帮助失眠个体重新建立睡眠与床和卧室之间的联系。多数长期失眠来访者都存在一种现象，在除了床以外的其他环境中能入睡，但是回到床上睡觉时感觉特别清醒。

来访者： 对，我就是这样，每晚在沙发上反而能睡会儿，一回到床上就立刻清醒再也睡不着了。

治疗师： 刺激控制疗法可以帮助您改善这种情况，需要您做到以下几点：①床和卧室只用于睡眠，避免做与此无关的事情和活动；②有睡意时才上床睡觉；③上床后感觉不能入睡就离开床，等有睡意时再上床；④如果返回床上睡意消失，重复上一步；⑤无论前一晚睡得如何，次日必须按照预定时间起床。

来访者： 好的，明白了，从现在开始不在床上玩手机，早上按时起床。

治疗师： 是的，其实上周访谈已经涉及一部分简单的刺激控制指令了，您还记得是哪部分吗？

来访者： 入睡困难时起床做腹式呼吸？如果尝试腹式呼吸后仍无睡意，该怎么处理？

治疗师： 对于入睡困难、中途醒后再次入睡困难及早醒后都可以优先尝试进行 15~20 分钟的腹式呼吸，如感觉腹式呼吸后也未能产生睡意，可以计划做一些轻松的事情，比如阅读枯燥书籍、听舒缓音乐等，待产生睡意再返回床上睡觉，同时应控制环境光线，不能过于明亮。

来访者： 可是这样我的睡眠时间就远远小于计划的 6.5 小时了，甚至有可能整夜未眠。

治疗师： 建立睡眠与床和卧室之间的条件反射需要数周甚至更长时间，因此需要长期坚持执行刺激控制指令，在睡眠限制的基础上执行刺激控制指令，睡眠驱动力驱使下不会允许整夜不眠的情况长时间存在，因此您所说的这种情况可能发生，但不会持续发生。接下来的这一周将要求您执行刺激控制指令，继续每天填写睡眠日记，下周我将根据您反馈的睡眠情况对睡眠处方进行调整。如果在执行睡眠刺激控制过程中存在任何问题，可以记录下来。

> **注意事项**
>
> （1）进行刺激控制原理介绍时，可采用形象举例，帮助来访者理解刺激控制的治疗原理。告知来访者，刺激控制起效缓慢，新条件反射的形成需要一定时间，增强治疗信心和依从性。
>
> （2）刺激控制指令中，15～20分钟不能入睡可起床做些轻松活动，部分来访者在入睡困难时过于关注和计算15～20分钟，会进一步加重入睡困难，因此可建议来访者在感觉没有睡意时离开床，弱化15～20分钟的时间概念。
>
> （3）评估目前躯体疾病状况在执行刺激控制时的风险，比如夜间上下床跌倒风险等。

第4次访谈

> **主要内容：**①疗效和依从性评估；②评估躯体情况、睡眠滴定、躯体疾病相关的负性睡眠信念的认知治疗；③解答疑问；④提出本周任务和要求。

治疗师：上周您自我感觉睡眠情况有无好转？有无躯体不适？

来访者：上周工作中有些重要事情需要处理，可能导致睡眠波动了2～3天，睡眠变浅，白天精神较差，感觉眼睛干涩，头晕晕沉沉的。

治疗师：回顾上周睡眠日记，发现在周二晚上存在入睡困难，但是在第二天早上有赖床行为，并且增加1小时日间小睡，周三晚上持续出现入睡困难。在前2周介绍了避免进行睡眠补偿，这将破坏内稳态系统对于睡眠的调节功能，从而导致失眠症状反复出现。而您所提及的精神差等症状，主要还是考虑与夜间失眠有关，可以继续观察症状是否随着睡眠好转而改善。

来访者： 但我还是会担心失眠会影响身体健康，导致乳腺癌复发，每当入睡困难时我都会反复纠结这个问题，从而引发焦虑加重、入睡困难。

治疗师： 这将是我们本周要解决的主要问题。与乳腺外科临床医生共同探讨影响乳腺癌复发的主要原因包括：肿瘤侵及的范围、肿瘤细胞病理类型和分化程度、临床分期，同时定期复查有助于尽早识别和处理复发。您已经十分了解乳腺癌病情，乳腺癌早期并且接受了规范化的治疗，同时严格定期随访，这些都提示病情稳定。您关心的失眠对于乳腺癌复发的影响其实不是最主要的影响因素，说明您过分夸大失眠的不利影响。您认为睡眠不好会影响机体免疫力从而加重乳腺癌病情，我们现在通过计算来评估失眠的实际影响。您失眠病程2年，平均每周4天存在失眠，2年大约有208天存在夜间睡眠差，乳腺癌术后您一共复查6次，且最近一次在上个月，每次复查的结果都提示正常。但是在过去的2年里有208天入睡困难时都在思考当晚失眠导致乳腺癌复发，其实真正发生的概率是0，远远低于您预计的概率。所以，如果今晚您再次出现失眠甚至整夜不眠，导致您乳腺癌复发的可能性有多大？

来访者： 几乎不太可能。

治疗师： 这就对了！根据上周睡眠情况，我们将一起商定这周的睡眠处方。因为上周存在睡眠补偿行为，导致平均睡眠效率为85%，因此这周需要继续执行23:15–6:00睡眠处方。在接下来的这一周，将要求您执行睡眠处方，发现和处理不合理的睡眠信念和态度，继续每天填写睡眠日记，下周我将根据您反馈的睡眠情况对睡眠处方进行调整。存在任何问题，可以记录下来。

注意事项

　　进行认知重建时，应根据来访者个体特征发掘存在的不良认知，进行针对性的解决。

第5次访谈

主要内容：①疗效和依从性评估；②躯体情况、睡眠滴定、减药计划；③介绍腹式呼吸和渐进式肌肉放松训练应用场景；④教会来访者如何进行正确腹式呼吸和渐进式肌肉放松训练；⑤解答疑问；⑥提出本周任务和要求。

治疗师：上周自我感觉睡眠有无好转？有无躯体不适？

来访者：严格按照睡眠处方执行后，我整体睡眠情况比前一周明显好转，白天精神状态也逐渐改善，但是午饭后嗜睡仍然很明显。

治疗师：回顾上周睡眠日记，平均睡眠效率达90%，睡眠潜伏期缩短至20分钟左右，疗效显著。本周睡眠处方可以更改为23:00-6:00。

来访者：我感觉现在疗效显著，睡眠明显改善，可以开始减药了吗？

治疗师：现在可以开始减药了，您目前仍然是服用10 mg唑吡坦吗？

来访者：是的，我现在非常希望能停用镇静催眠药，我这周可以直接停药了吗？

治疗师：建议镇静催眠药循序渐进减量。突然停用镇静催眠药可能会出现戒断反应，导致失眠加重，阻碍减药进程。可考虑每周或隔周将初始剂量减少25%，比如您现在服用10 mg唑吡坦，每周或隔周减少2.5 mg，直至减少至服用2.5 mg时，可以在接下来的一周尝试停用唑吡坦。这是推荐减药的最快速度，如果您认为这样减药速度仍然过快或者减药过程中睡眠波动很明显，可以进一步放慢减药速度，比如3周减药一次。我需要告知您的是，减药过程中可能会出现失眠反复，如果您遇到这样的情况，根据我们前几周学习的方法，您将如何处理呢？

来访者：躺床上睡不着就离开床？

治疗师：对的，这是其中的一部分。首先，您需要明白这是减药过程中的正常反应，如果遇到这种情况不要紧张焦虑，按照刺激控制原则进行处理。其次，您还需要按照睡眠限制原则，做到不对失去的睡眠进行补偿，坚持按照睡眠处方规律作息，这些反应会随着睡眠驱动力的积累和睡眠能力的恢复逐渐消失。最后，减药是一个需要您努力和克服困难的过程，这样才能实现停用镇静催眠药的目标。

来访者：好的，我会努力做下去，争取把镇静催眠药停下来。

治疗师：在减药过程中有问题也可与我联系。这周我们将提供一些放松训练方法，帮助您缓解睡前和日间的紧张和焦虑，更好地稳固睡眠。腹式呼吸放松训练的方法是，吸气时腹部隆起，呼气时腹部凹陷，鼻吸气嘴呼气；建议做 5 分钟，休息 5 分钟，总时长 30 分钟；可以在睡前、入睡困难、夜醒后再次入睡困难、早醒后进行，帮助机体和思维放松以促进入睡。渐进式肌肉放松训练建议在日间紧张焦虑时进行，有助于缓解身体和心理的紧张状态。进行渐进式肌肉放松训练的方法是，先收缩肌肉，然后逐渐放松，体会肌肉由紧张至放松的状态，从上至下依次进行头皮、肩、上肢、躯干、下肢肌肉的紧张和放松。接下来的这一周将要求您正确使用放松训练，继续执行睡眠处方，填写睡眠日记；下周将继续更新睡眠处方。如果在使用放松训练时存在任何问题，可记录下来。

注意事项

（1）进行腹式呼吸时，教会来访者正确的腹式呼吸，尤其注意女性来访者通常为胸式呼吸。

（2）减药计划，单一用药来访者可以自主尝试按照减药原则进行减药；如果多种药物合并使用或者来访者感觉自行减药困难时，建议执行依托于门诊的每周一次制定的减药计划，可以增加来访者减药信心和减药效果。

第6次访谈

　　治疗师：您好，今天是最后一次治疗访谈。按照规律，我们首先将回顾上周睡眠情况。上周自我感觉睡眠有无好转？有无躯体不适？

　　来访者：减药后有点波动，但还是坚持下来了，整体睡眠情况比较满意，但是总睡眠时间太短。而且，这周是治疗的最后一周，让我很担忧治疗结束后失眠会复发。

　　治疗师：您所担心的情况都是本次访谈将要解决的内容，我们将会一一解决。您感觉目前总睡眠时间不够，那请您回忆过去4周我们是如何滴定睡眠处方的，可以帮助您后续实现睡眠处方的自主滴定。

　　来访者：我记得第4周睡眠处方没变，其余几周睡眠处方的上床时间都提前了15分钟，应该是睡眠效率达到一定要求可以进行调整。

　　治疗师：是的，睡眠处方滴定原则是，睡眠效率≥90%时睡眠处方上床时间向前滴定15分钟，睡眠效率85%～90%时睡眠处方保持不变，睡眠效率＜85%时睡眠处方上床时间向后滴定15～20分钟。根据您上周睡眠日记数据，您这周睡眠处方应该怎么制定呢？

　　来访者：我上周平均睡眠效率为92%，所以这周睡眠处方应该是22:45-6:00。

　　治疗师：对的，以后坚持记录睡眠日记，每周就按照上述原则进行睡眠处方滴定。

　　来访者：好的，那我最后能睡到8小时吗？

　　治疗师：每个人的睡眠需求有所差异，您最终的睡眠处方时长与睡眠需求匹配即可。

　　来访者：那么我的睡眠需求时长怎么确定呢？

治疗师：简单来讲，就是夜间睡眠时长能保证日间工作和生活需要即可，如果您睡 7 小时第二天精神就很好，那么您的睡眠需求就是 7 小时，如果睡 8 小时才能让次日精神饱满，那么睡眠需求为 8 小时，不需要过分关注和强调达到自己理想的睡眠时长，仅需考虑自身实际的睡眠需求。

来访者：好的，这点我明白了，但是我还是很担心治疗结束后失眠复发。

治疗师：失眠认知行为治疗比药物有更显著的长期疗效，但是要想保持长期疗效需要您后续坚持。因为生活、工作压力等外界因素的影响导致失眠的急性复发是常见现象，就如您在第三周经历的工作压力类似，您还记得当时是如何处理的吗？

来访者：不补觉，坚持按照睡眠处方作息。

治疗师：是的，失眠的急性复发处理原则是不对夜间失去的睡眠进行补偿，避免日间小睡、提前上床和赖床等维持因素，睡眠驱动力的积累将实现睡眠的恢复。

来访者：如果我按照原则处理了，会不会还是失眠呢？

治疗师：那您说的这种情况就是失眠慢性复发，失眠持续存在（1~2 周）考虑失眠慢性复发，应立即重新启动失眠认知行为治疗。现在我们一起回忆过去 5 周的治疗过程，帮助您实现自主进行失眠认知行为治疗。您还记得过去 5 周接受的治疗任务是什么吗？

来访者：第 1 周，记录睡眠日记，学习失眠的"3P"因素模型（要求回答具体内容）。第 2 周，开始进行睡眠限制（要求回答睡眠处方制定原则），学习睡眠卫生健康知识（要求回答具体内容）。第 3 周，执行刺激控制（要求回答刺激控制具体指令）。第 4 周，克服负性睡眠信念（要求回答哪些是负性睡眠信念和具体克服方法）。第 5 周，学习减药（要求回答减药原则）和放松训练（要求回答放松训练的使用方法和场景）。

治疗师：您的回答说明您对于失眠认知行为治疗掌握较为充分，如果接下来您遇到失眠的慢性复发可以按照我们的治疗流程进行，可以有效帮助您实现睡眠恢复。

来访者：我什么时候才可以开始睡午觉？

治疗师：如果在夜间睡眠机会充分的情况下，不建议进行日间小睡。如果需要日间小睡，建议在中午进行不超过 30 分钟的小睡，避免下午、夜晚尤其是临睡的小睡。

来访者：如果后续有睡眠和减药的问题该如何联系您呢？

治疗师：在本次访谈后，我们将为您提供 3 次复诊，分别是治疗后 3 个月、6 个月和 12 个月，定期随访您的睡眠情况。根据上周学习的药物减量原则进行每周一次或者隔周一次减药，如果您感觉自己减药困难或者想要再获得帮助下减药，我们也为您提供每周一次的门诊减药计划，您可以在门诊进行减药咨询。

注意事项

（1）与来访者回顾和交流为期 6 周的失眠认知行为治疗的治疗原理、开展步骤和疗效，帮助来访者深入了解失眠认知行为治疗的操作方法，争取达到自主使用失眠认知行为治疗调节睡眠的目标。

（2）提供后续复诊和减药支持，增加来访者治疗信心。

（3）睡眠处方滴定原则可考虑在最后一周为来访者进行讲解，可减少或避免在治疗过程中来访者因迫切希望延长卧床时间而故意将睡眠日记按照睡眠处方滴定原则进行填写。

案例经验总结

　　本案例探讨失眠认知行为治疗在乳腺癌稳定期共病失眠障碍来访者中逐次访谈内容及疗效。躯体疾病来访者，尤其是慢性躯体疾病来访者，常共病失眠障碍，失眠认知行为治疗在这部分来访者中疗效显著。然而，与单纯失眠障碍不同，在共病躯体疾病的失眠障碍来访者中进行失眠认知行为治疗时应考虑躯体疾病与失眠障碍的相互影响。因此，提出以下注意事项和相关建议：

　　（1）评估阶段，需考虑来访者目前躯体疾病阶段是否适合进行失眠认知行为治疗，建议与来访者躯体疾病就诊的临床医生共同评估。在疾病急性治疗阶段，建议以躯体疾病治疗为主，暂缓失眠认知行为治疗，在病情稳定阶段和随访期可以在治疗躯体疾病的同时尝试失眠认知行为治疗。

（2）与临床医生共同探讨躯体疾病本身及躯体疾病相关治疗对睡眠及失眠认知行为治疗执行和疗效的影响，如部分乳腺癌来访者将接受内分泌药物治疗可加重失眠，发掘和探讨相关潜在因素有助于提供更有针对性的干预措施以提高疗效及依从性。

（3）关注失眠认知行为治疗，尤其是睡眠限制对于躯体疾病的影响，与临床医生共同评估，如果目前躯体健康状况不适合进行睡眠限制，睡眠压缩和适当放宽睡眠限制时间可以作为替代选择，或者暂缓进行失眠认知行为治疗。

（4）共病躯体疾病的失眠障碍来访者通常会更关注失眠与躯体疾病恶化之间的关系，过度评价失眠造成的危害。因此，在认知治疗部分应针对性解决相关不良认知。

时　媛　唐向东

四川大学华西医院

案例七：多种躯体疾病共病失眠障碍

案例概况

　　来访者，女，53岁，身高156 cm，体重55 kg，本科毕业，离异，家族史阳性：母亲失眠。主诉"担心癌症复发，失眠6年，加重3个月"。2016年，行乳腺癌以及子宫外肌瘤术后开始每天出现失眠，表现为入睡困难、早醒。醒后烦躁，紧张，担心肿瘤复发，伴有心慌、多汗，影响日常生活和工作，陆续寻求中药、正念冥想以及针灸等治疗，睡眠时好时坏，对睡眠感到恐惧，一到晚上就害怕睡觉。2017年，父亲去世，离婚，加上工作压力大，来访者病情加重，经常整夜未眠，在北京某肿瘤医院就诊，诊断不详，予米氮平日高量15 mg，联合喹硫平日高量25 mg，辅助睡眠，来访者因担心副作用，一直希望能够不吃药就睡好觉，常自行增减药物。晚上不吃饭，有时喝咖啡。2022年经病友介绍到我院就诊，诊断为失眠障碍，建议于我院失眠心理治疗门诊进行失眠认知行为治疗。

第1次访谈

　　主要内容：①采集来访者基本信息及睡眠情况；②与来访者一起分析失眠的"3P"因素；③交代睡眠日记填写方法。

　　治疗师：本次访谈主要是收集您的基本情况、睡眠习惯和个人特点等信息，一起探讨导致您失眠的原因，帮助您逐步从依赖药物改善睡眠转变为减少使用药物，最终实现无需药物也能获得良好睡眠的目标。

　　治疗师：请问您最近的睡眠情况如何呢？

　　来访者：每晚我都很难入睡，即使睡着了也总醒，有时凌晨就醒了。

　　治疗师：您通常花多长时间能睡着？每晚大约醒来几次？每次醒后多久能

再睡着？每晚一共能睡多长时间？

来访者：一般 1~2 小时睡着。每晚醒 3~4 次，醒来后 0.5~1 小时才能再睡着。我希望能睡 7~8 小时，但每天只睡了 5 小时左右，感觉完全不够休息。

治疗师：这些症状确实会对您的日常生活造成很大困扰。

来访者：我白天非常疲惫、烦躁，不想做事情。

治疗师：根据您的信息，您在 47 岁时接受了乳腺癌手术，术后开始出现失眠、噩梦、白天情绪差、紧张烦躁、担心癌症复发。是吗？

来访者：是的。我真的很害怕癌症会复发。我非常在意睡眠，不允许自己睡不好觉，甚至不允许晚上 11 点后还不睡，否则我就会立马服药。但我也担心药物副作用，所以希望不吃药就能睡好觉。但是我看到您这么年轻，有点不信任，不知道真的能帮助到我吗？

治疗师：非常理解您的感受，每个人都希望遇到一个经验丰富且值得信赖的治疗师。如果后期您觉得帮助不大，可以随时结束治疗，在这之前，我们一起使用失眠认知行为疗法治疗失眠。您愿意吗？

来访者：可以试一试。

治疗师：为了更好地帮助您理解失眠的原因，我先向您解释易感因素、诱发因素和维持因素。易感因素指更容易患上失眠的长期特质，包括遗传因素、性格特点、身体状况等。对您来说，女性具有一定的生理易感性；您的母亲也曾有失眠的经历，遗传背景也可能产生了一定的影响；性格上容易焦虑和追求完美也可能导致失眠。诱发因素指那些直接触发失眠的情况和事件。对您来说，乳腺癌手术、父亲去世以及离异可能是重要的诱发因素。这些事件改变了您的生活习惯，还带来了心理上的压力。

来访者：那我为什么会持续失眠？

治疗师：这就谈到了维持因素，指使失眠持续存在的行为或思维方式。例如，在我们的沟通中您多次提到"我不允许""我非要睡"，这反映了您对睡眠的过度关注和绝对化的思维模式，这些想法可能会加剧失眠。另外，晚上喝咖啡、饮食不规律、晚上不吃饭，以及半夜醒后看时间的行为，都属于失眠的维持因素。

来访者：其实我知道这些习惯不好，但一直没改。

治疗师：通过理解和识别这些因素，可以更好地理解失眠的发展过程。您对这些有什么看法？

来访者：听起来很有道理，原来我有那么多导致失眠的因素。

治疗师：感谢您提供的详细信息。这些信息帮助我们了解您的失眠情况用于指导后续的治疗。您对今天的讨论还有什么疑问或想法吗？

来访者：非常谢谢您，很抱歉开始对您的不信任。您今天带我了解了为什么失眠，很期待后续的治疗。

治疗师：好的，我们会将睡眠日记以及相关评估问卷发给您，睡眠日记请您每天早上起床后通过回忆填写前一晚睡眠的大致情况，请您记录1周；评估问卷主要评估您近1周的睡眠和情绪状态。下周见面时我们会一起分析您这周的睡眠情况。

来访者：下周见。

注意事项

（1）首次访谈的重点在于建立良好的治疗关系，核心是帮助来访者了解自身失眠的原因，注意时间的把控。

（2）在前期进行访谈前，建议先收集来访者的基本信息并确定咨询目标。

第2次访谈

主要内容：①与来访者一起分析睡眠日记信息；②根据来访者行为习惯进行睡眠卫生健康教育；③介绍睡眠限制的原理和主要内容，根据睡眠日记制定睡眠处方；④评估睡眠处方执行的可能性。

治疗师：您好，感谢您准时来到诊室。上周您的失眠量表显示有轻度失眠，其中失眠严重程度指数（ISI）13 分，匹兹堡睡眠质量指数（PSQI）9 分，这是在服用米氮平和喹硫平基础上的睡眠状况吗？

来访者：是的，我非常担心失眠会导致癌症的复发，但总吃这些药又很担心副作用。

治疗师：非常理解您的感受。今天我们主要依据您记录的睡眠日记，分析您的睡眠特点，发现影响睡眠的不良习惯，然后一起制定一个适合您的睡眠处方，这个睡眠处方更直观的意思就是睡眠计划。在正式开始之前，您有别的想法要补充吗？

来访者：我希望摆脱失眠且不再依赖药物入睡。我能做些什么？我不允许自己瞎折腾。

治疗师：了解了。我们正式开始分析睡眠日记，您上周平均上床时间 22:51，平均尝试入睡时间 23:03，躺在床上会总想事情吗？

来访者：是的，我一躺在床上就忍不住想白天的事，然后就睡不着了，忍不住拿起手机看视频。

治疗师：很多人会这样。您夜里平均醒来 1 次，每次醒后约 8 分钟再次入睡，早上 7:15 醒来，7:23 起床，醒后您自我感受的睡眠质量一般，为什么呢？

来访者：我感觉一晚上没睡踏实，早上感觉到很累。

治疗师：好的。在睡眠日记中，我发现您晚上 6 点会喝咖啡，且不吃晚餐，为什么？

来访者：是因为我前夫有喝咖啡的习惯，每天下班后他都会自己做咖啡，然后跟我分享，慢慢我就养成了喝咖啡的习惯。晚上不吃饭是为了控制体重，得了癌症后我很注重健康，不允许自己变胖，害怕会有高血脂、高血压、高血糖等。

治疗师：咖啡里的咖啡因会让神经系统兴奋，晚上 6 点喝，直到晚上睡觉时作用可能还在。晚上不吃饭，身体夜里处于应激状态，影响睡眠质量。我建议您尽量在下午 2 点后避免饮用咖啡。为了达到更好的睡眠，建议您睡前少量进食，避免空腹睡觉。

来访者：可以试一试，有时候晚上饿，我会喝温牛奶。

治疗师：另外，建议您睡前 30 分钟放下手机，夜间醒后避免看时间，因为看时间会加重您的焦虑。每天运动 1 小时、走 8000 步是好习惯，可以继续保持。

来访者：好的，谢谢您的建议。

治疗师：接下来进入今天的重点内容，睡眠限制。您可以将睡眠想象成"饥饿游戏"，白天在床上时间长，晚上身体就不"饿"，不那么需要睡觉。所以要减少白天在床上的时间，让身体在晚上对睡眠有更强"渴望"，提高睡眠质量，目标是卧床时长或在床时长 = 睡眠时长，这样您能明白吗？

来访者：嗯，是不是让我白天少在床上待着？

治疗师：对。您之前平均卧床时长是 503 分钟，平均睡眠时长是 419 分钟，为了尽可能达到睡眠时长 =85% 睡眠效率 × 卧床时长，结合您平均起床时间为 7:25，为您制定睡眠处方为上床时间是 23:12，起床时间是 7:25。

来访者：这比我平时晚，我平常是不允许自己超过 23:00 还不睡觉的。晚上 23:00 如果还不能入睡，我肯定就立马服用米氮平和喹硫平等药物了，我不知道这样做是否合理？

治疗师：药物方面，建议您暂时规律服用，后期等待您的睡眠更稳定一些，可以跟门诊医生沟通逐步减药。目前这个睡眠处方可能对您有一些挑战，但一般坚持 2 周左右能看到效果。您既往的睡眠模式是需要用药才能入睡，且仍有轻度失眠。我们可以尝试按照睡眠限制的科学方法，由于您平均早上醒来的时间是 7:00，如果您感觉自己实在很难进行，我们可以试试先将上床时间设定在 23:00，但是我们需固定起床时间 7:13，请问这样可以吗？

来访者：可以试一试，但我害怕自己做不到。

治疗师：我们评估一下您执行睡眠处方的可能性，0–10 分，0 分绝对不做，10 分为完全按照睡眠处方去执行。

来访者：5 分，但我愿意试一试。

治疗师：另外，请您接下来 2 周内避免开车或进行高空作业。特殊的情况可以记录下来。

来访者：好的，我会努力执行。

治疗师：坚持记录睡眠日记及遇到的问题，下周见。

注意事项

（1）在进行睡眠卫生健康教育时，应结合来访者的个体特点，提供针对性建议，避免照本宣科。

（2）在进行睡眠限制时，根据来访者的文化程度，使用来访者能理解的方式解释睡眠限制的原理以及睡眠处方的制定。

（3）依从性较差的来访者在进行睡眠限制时，重点强调固定起床时间的重要性，必要时可以放开对入睡时间的关注。

（4）睡眠限制常规禁止在以下情况下使用：因工作需维持高度警觉；可能因睡眠剥夺有负面影响（如癫痫、异态睡眠症等）；原本躺床上时间就偏短（＜5 小时）。

（5）需清楚说明原理才容易执行；需执行一段时间才会出现效果；老年人睡眠效率可能随年龄而降低，标准可下调约 5%。

第 3 次访谈

主要内容：①根据睡眠日记更新睡眠处方；②讲解刺激控制的基本原理；③解答来访者执行过程中的困惑；④评估执行刺激控制的可能性。

治疗师：您好，很高兴再次见到您。上次访谈后，您执行睡眠处方感觉怎么样呢？

来访者：感觉还不错，对我的睡眠有一定帮助。

治疗师：上周结束时，您对自身依从睡眠处方的可能性评估为 5 分，满分

10 分，而从这周的实际情形来看，您的表现已超出了原先的预期，体现出您有良好的执行能力以及自我管理能力。在执行睡眠处方的过程中，您有遇到什么困难吗？

来访者： 其实还好，有时候晚上会忍不住想多玩一会儿手机，但我还是尽量克制自己了。

治疗师： 好的，那我们先来总结一下您这周的睡眠情况吧。从您的睡眠日记来看，您平均上床时间是 23:18，您对此有什么感觉呢？

来访者： 我觉得上床时间还是有点晚，可能还需要调整。

治疗师： 您夜间醒来的平均次数是 1.29 次，平均觉醒时长是 13.67 分钟，这种夜间醒来的情况会让您觉得困扰吗？

来访者： 醒来的时候会有点烦躁，担心自己睡不着，而且我发现我每次醒来后，就开始胡思乱想，越想越睡不着，怎么才能控制住啊？

治疗师： 当您醒来后，尽量放松心情，可以试试深呼吸，慢慢地吸气，再缓缓地呼气，把注意力集中在呼吸上，别让思绪飘远。您早上起来感觉精神怎么样呢？

来访者： 有时候感觉还挺精神的，但偶尔也会觉得有点累。

治疗师： 好的。您这周的平均睡眠时长是 462.76 分钟，平均睡眠效率达到了 92%，这个睡眠效率还是比较高的。基于您这周的情况，睡眠效率高于 90%，可以允许上床时间提前 15 分钟，睡眠处方更新为上床时间为 22:45，起床时间为 7:13，针对这个时间，您有什么问题或困扰吗？

来访者： 没有问题，我会按照新的睡眠处方来做。

治疗师： 好的，接下来我们要进行一个本次访谈主要的干预方法，叫刺激控制。您之前听说过这个方法吗？

来访者： 没有听说过。

治疗师： 我解释一下原理。刺激控制就是要减少您睡眠环境中那些和睡眠不相符的刺激，让床和卧室与睡眠建立紧密的联系。简单来说，就是床和卧室只用来睡觉，不要在上面做其他与睡觉或性生活没关系的事，晚上不在卧室看电视、玩游戏、工作，把这些活动都移到别的房间去。当您有困意了才能上床，如果您上床后 15 ~ 20 分钟还睡不着，那就起床离开卧室，去客厅或者其他安静的地方，做一些轻松的活动，比如：可以简单地伸展下身体，转转脖子、扭扭腰、活动下手腕脚腕，放松一下紧绷的肌肉，但动作幅度别太大，以免身体过于兴奋；看看书也是不错的选择，不过要避开那些情节跌宕起伏、容易让人情绪激动的小说，找些散文、诗集之类舒缓心境的读物，让思绪慢慢平静下来；听听舒缓的轻音乐，像《安妮的仙境》，轻柔的旋律能帮助您放松身心，沉浸在宁静的氛围里，您还可以戴上耳机，闭上眼睛，全身心地感受音乐的流淌；也可以尝试做一些简单的放松冥想，找个舒适的地方坐下或躺下，闭上眼睛，专注于自己的呼吸，慢慢地吸气，感觉气息充满腹部，再缓缓地呼气，把注意力集中在当下，排除杂念，每次冥想 5 ~ 10 分钟即可；等您有困意了再回到床上。要是上床后还是没睡意，就重复这个过程。您能理解吗？

来访者：能理解。

治疗师：在结束之前，我们评估一下您执行刺激控制的可能性，0 ~ 10 分，0 分为绝对不做，10 分为完全按照刺激控制的方法去执行。

来访者：9 分，我会尽力去做。

治疗师：非常好，今天的交流很顺畅，也很有成效。通过对您这一周睡眠情况的分析，结合您提出的问题，我们共同探讨出了后续的调整方向，包括更新睡眠处方以及使用刺激控制技术。希望您后续能严格按照新的方案执行，遇到任何问题及时在睡眠日记中记录，我会在下次治疗的开始时间，跟您共同回顾和答疑。下周见。

来访者：下周见。

注意事项

（1）刺激控制需长期坚持，期间应依实际情况与来访者沟通调整，如调整上床时间或活动内容等。

（2）活动能力有限或躯体状况不宜在夜间多次上下床者，躁狂症、癫痫、异态睡眠症和伴有跌倒风险的来访者，应慎用。

（3）如与来访者本身的想法相互抵触，需详细说明原理才能提高执行率。

（4）对上床时间过度关注的来访者，可告知清醒或睡不着即离床，不需要给予特定的时间长度。

（5）本技术需执行一段时间才会出现效果，须提醒来访者，避免未见到效果就太快放弃，特别强调固定起床时间，但固定不是锚定，允许来访者在早晨醒后赖床 5~10 分钟，但是醒来与起床时间间隔不能超过 30 分钟。

第 4 次访谈

> **主要内容：**①学习认知重建技术，与来访者一同分析负性自动思维；②寻找更合理的替代性思维。

治疗师：您好，前几次的访谈和您提供的睡眠日记提供了很多有用的信息。我发现您有一些可能会影响睡眠的思维模式，今天我们一起沟通一下这部分，本次所使用的主要技术是认知重建。

来访者：好的。

治疗师：我注意到您有一种想法，觉得自己必须在 23:00 前入睡。能和我讲讲为什么您会这么想吗？

来访者：我觉得如果不在这个时间前睡着，第二天肯定没精神，而且长期这样下去对身体不好。

治疗师：我理解您的担忧。但是这种想法可能会给您带来很大的压力，反而不利于入睡。您看，从您的睡眠日记来看，很多时候您并没有在 23:00 前入睡，而且您第二天的状态也不是每次都很差，对不对？

来访者：嗯，好像是这样。

治疗师：这种"我必须在 23:00 前入睡"的想法是一种负性自动思维。它可能会让您在接近 23:00 的时候变得很焦虑，越焦虑就越难入睡。而且这种焦虑情绪会在生理上表现出来，比如您之前提到的心慌、尿频、身体发热和出汗，这些生理反应又会进一步影响您的睡眠。

来访者：对，每次快到 23:00 的时候我就特别紧张。

治疗师：还有您说您不允许自己睡不好觉。这其实也是一种比较绝对的想法。睡眠是一个自然的生理过程，偶尔睡不好是很正常的，并不会像您想象的那样带来很严重的后果。

来访者：可是我总担心睡不好会影响身体。

治疗师：我明白您的担心，但是睡不好一两次并不会直接导致严重的健康问题。而且您越是担心，就越容易睡不好。比如说，夜间您醒了之后会多次看表，这其实就是您对睡不好这件事过度关注的表现。这种行为会让您更加清醒，更难再次入睡。

来访者：那我该怎么改变这种想法呢？

治疗师：我们可以一起来检验一下这些负性自动思维的真实性和有效性。就拿"如果我睡不好觉，癌症会复发，我的生活就没了"这个想法来说。目前并没有科学依据表明偶尔睡不好会直接导致癌症复发。您之前睡不好的时候并没有出现癌症复发的情况，对不对？

来访者：对。

治疗师：所以，我们可以尝试用一种更合理的思维来替代这种负性自动思维。比如，"偶尔睡不好是正常的，不会对我的健康造成太大的影响，而且我可以通过一些方法来改善我的睡眠。"

来访者：嗯，这样想好像会让我感觉轻松一些。

治疗师：还有您提到的"我不允许晚上 23:00 后还不睡，我必须睡够 7 小时及以上"这属于一种非黑即白的想法。实际上，每个人的睡眠需求是有差异的，不是一定要睡够 7 小时才是健康的。而且，即使某一天没有睡够 7 小时，也不意味着这一天就会过得很糟糕。

来访者：我明白了。

治疗师：我们可以通过反复练习这种新的、更合理的思维方式，让它逐渐变成您的自动化思维。这样您在面对睡眠问题时，就不会像以前那样焦虑和紧张，睡眠也会自然而然地得到改善。

来访者：好的，我会努力尝试的。

治疗师：最后我们来回顾一下今天讨论的内容。首先，我们一起找出了一些可能影响睡眠的负性自动思维，并且分析了它们与您的情绪、行为和生理反应之间的关系，并提出了更合理的替代性思维。您在接下来的 1 周里，可以多回顾这些思维方式，观察一下自己的睡眠有没有变化。如果有什么问题或者想法，我们下次访谈一起交流。

注意事项

（1）由于自动化思维常在瞬间出现，大部分来访者并不能识别自己的负性自动思维，必要时可以使用《睡眠信念和态度量表》进行评估以获取相关信息。

（2）检验负性自动化思维的真实性和有效性，可以使用打破砂锅问到底或苏格拉底式提问。

第 5 次访谈

> **主要内容：**治疗师教授具体的放松训练方法并带领来访者一起练习。

治疗师：您好，上次访谈我们分析了您睡眠问题背后的一些思维模式，做了一些分析和调整，不知道您这几天感觉怎么样呢？

来访者：感觉好了一些，但有时候还是会有点睡不着。

治疗师：嗯，这很正常，改善睡眠是需要一个过程的。今天我们来学习一种新的方法，叫放松训练，我想它会对您有帮助的。

来访者： 是什么样的放松训练呢？

治疗师： 我们要用一种叫意象训练法的放松方式。您之前跟我说过，您很喜欢大海的画面，对不对？

来访者： 对，我特别喜欢大海。

治疗师： 那我们就利用您喜欢的大海场景来进行放松。您先找一个舒服的姿势坐好或者躺好，轻轻地闭上眼睛。（来访者调整姿势，闭上眼睛。）

治疗师： 现在，想象您正和儿子在一片美丽的沙滩上。阳光明媚，天空湛蓝，没有一丝云彩。那温暖的阳光洒在您的身上，就像给您披上了一层金色的毯子，您能感觉到那种浑身暖洋洋的感觉吗？

来访者： 嗯，能感觉到，很舒服。

治疗师： 您和儿子手牵着手，在沙滩上慢慢地跑着。脚下的沙子软软的，每走一步，沙子就会从您的脚趾缝里钻出来，那种感觉很奇妙。海浪轻轻拍打着沙滩，发出"沙沙"的声音，那声音很轻柔，就像在给您唱一首摇篮曲。

来访者： 嗯，真的很放松。

治疗师： 您看，远处的大海波光粼粼，在阳光的照耀下，海面上闪烁着无数的光点，就像无数颗钻石在跳舞。海风轻轻地吹过来，带着一丝大海的咸味，吹在您的脸上，很凉爽。

来访者： 哇，感觉太棒了。

治疗师： 您和儿子越跑越开心，你们的笑声在沙滩上回荡。周围没有其他人，这片沙滩就像是属于你们的小天地。您现在感觉自己的身体越来越轻，越来越放松，所有的烦恼和压力都随着海风飘走了。

来访者： 嗯，我感觉自己很轻松。

治疗师： 请您沉浸在这个美好的场景里，享受这份宁静和放松。如果您的思绪不小心飘走了，没关系，轻轻地把它拉回来，继续感受这份美好。（保持一段时间的安静，让来访者沉浸在意象中。）

治疗师： 好啦，现在慢慢地睁开眼睛。感觉怎么样？

来访者： 感觉很轻松，好像身体都没那么紧绷了。

治疗师： 这就是意象训练法的效果。您可以在睡前试着想象这个画面，让自己放松下来，这样就能更容易进入睡眠状态。您觉得能做到吗？

来访者： 我觉得可以试试。

治疗师： 好的，那您回去之后可以每天练习。如果在练习过程中有什么问题或感受，都可以记下来，我们下次访谈的时候一起讨论。希望这个方法能让您的睡眠越来越好。

注意事项

（1）在进行这项操作时，需要强调放松训练的目标是放松和降低焦虑水平，而非诱导睡眠。

（2）如果来访者在本次访谈后失眠症状缓解，可以建议来访者到门诊就诊，沟通减药方案。

第6次访谈

> **主要内容：** ①与来访者一同分析睡眠情况与认知、态度的变化；②带领来访者回顾前几次访谈的主要技术。

治疗师： 您好，今天是我们最后一次治疗访谈。首先，我想请您回顾一下在处理失眠问题上的感受与变化。

来访者： 好的。经过这几次治疗，我感觉对失眠的态度有了很多改变。以往一想到失眠就焦虑，我现在没有那么担心睡眠了。

治疗师： 您可以具体分享一下是如何做到的吗？

来访者： 通过此前的探讨，我发现自己存在一些不合理认知。我过去总认为必须在特定时间点前入睡，总觉得睡不好就会引发严重后果。现在认清这些想法没有依据后，我渐渐放松了心态。

治疗师： 没错，识别并纠正不合理认知对改善睡眠焦虑至关重要。在睡眠药物使用方面，您提到已在精神科门诊按计划减药。

来访者： 是的，我正在依照医嘱进行减药。刚开始减药时，睡眠的确出现了一定波动。

治疗师： 这确实是减药过程中常见的现象，那您是如何应对睡眠波动的呢？

来访者： 根据之前与您沟通的，我告诫自己偶尔睡不好并无大碍。并且我发现，大概 3～4 天后，睡眠就能恢复。

治疗师： 这很棒！这表明您已具备良好的应对睡眠突发状况的能力。从整体来看，您认为自己目前的焦虑与失眠状况处于何种状态？

来访者： 我感觉焦虑与失眠都得到了很好的缓解，基本已恢复到了正常水平。

治疗师： 这是非常令人高兴的消息。接下来，我们总结一下这几次治疗运用的方法及其成效。起初，我们分析了您的睡眠日记，找出睡眠中的规律与问题。随后针对不合理认知开展认知重建，修正那些对睡眠有负面影响的思维模式。接着实施了放松训练，例如意象训练法，借助您喜爱的场景，帮助您放松身心、促进入睡。此外，睡眠限制与刺激控制这两项关键方法，对改善您的睡眠同样发挥了重要作用，我们一同回顾一下。

来访者： 好的。

治疗师： 睡眠限制旨在根据实际睡眠时间精准控制在床时长，提高睡眠效率。根据您填写的睡眠日记的平均睡眠时长，相应调整上床与起床时间，防止长时间卧床却难以入眠，促使身体与大脑构建"床专为睡觉所用"的认知联结，您对当时的调整过程还有印象吗？

来访者： 记得，起初不太适应，不过后来确实感觉到睡眠效率有所提升。

治疗师： 是的，睡眠限制需要一个适应过程，在后续预防失眠复发阶段，您依旧可以运用该方法。倘若发现某段时间睡眠效率欠佳，可再次评估平均睡眠时长，合理调整上床、起床时间，使睡眠更规律、高效。

来访者：好的。

治疗师：刺激控制着重于削减睡眠环境中不利于睡眠的刺激因素，强化床与卧室和睡眠之间的紧密关联。强调床与卧室仅用于睡眠，晚间不得在卧室进行看电视、玩游戏、工作等活动。并且，产生困意时方可上床，倘若上床 15~20 分钟仍无法入睡，需起床离开卧室，进行一些放松的活动，待有困意后再返回床上。若上床后依旧无睡意，重复此过程。您在执行该方法时，体验如何？

来访者：起初感觉繁琐，坚持下来后，感觉确实有效。

治疗师：没错，只要坚持这些方法，成效会逐步显现。在预防失眠复发层面，刺激控制同样举足轻重。您需持续维持卧室的睡眠功能，不要破坏已构建的睡眠与卧室间的良好联结。如果日后不慎出现入睡困难情形，依照此前步骤操作，可以妥善应对。

来访者：好的，我会牢记。

治疗师：接下来，我们谈谈如何预防失眠复发。尽管您目前的睡眠与焦虑状况已大有改观，但生活中各类因素仍可能干扰睡眠，因而需提前做好准备。

来访者：对，我也担忧日后是否会再度失眠。

治疗师：首先，您要持续维持对睡眠的正确认知，不让不合理想法再度占据思维。倘若察觉偶尔睡眠不佳，切勿惊慌，如同应对减药后的睡眠波动一样，告诫自己这是正常现象，尝试放松身心。

来访者：好的，我记住了。

治疗师：其次，可将放松训练作为日常自我保健的常规手段。例如，每周选取若干夜晚，于睡前开展意象训练，使身心维持放松状态。

来访者：嗯，我会持续练习。

治疗师：保持良好的生活习惯，尽量规律作息，避免夜间熬夜，白天午睡时长不宜过长。适度运动有助于睡眠，但临近就寝时切勿进行剧烈运动。同时，将睡眠限制与刺激控制融入日常生活习惯，使其成为维持良好睡眠的坚实保障。

来访者：好的。

治疗师：如果日后发现睡眠问题有加重趋向，或者焦虑情绪再度影响睡眠，可以再次联系我。

来访者：好的，非常感谢您这段时间的悉心帮助。

注意事项

　　失眠认知行为治疗，重点在于辅助来访者找出致使自身失眠的原因，进而探寻能够改善睡眠状况的行为方式，以实现从心理根源上解决失眠问题。在这一治疗进程中，本次访谈重点应当向来访者回顾每项治疗技术蕴含的操作原理，以及对应的具体实施步骤。如此一来，来访者既能了解各项技术的理论依据，又能掌握实际运用的方法，便于他们将这些方法融入日常生活实践，切实发挥治疗技术的作用，逐步达成改善睡眠质量、构建健康睡眠模式的目标。

案例经验总结

　　来访者经过 6 次访谈，自感情绪稳定，药物在精神科门诊中减量，虽然在减药过程中有睡眠波动，但不再恐惧睡眠，失眠严重程度指数从 13 分降至 5 分。结合本案例，提示在为多种躯体疾病共病失眠障碍来访者提供面对面失眠认知行为治疗时，需考虑到个体差异，包括病情阶段、治疗反应和其他健康问题；并关注躯体情况，必要时进行多学科协作诊疗，确保失眠认知行为治疗与来访者的其他治疗相协调。

胡思帆　王　丽　孙洪强

北京大学第六医院

案例八：老年失眠障碍

案例概况

来访者，女，63岁。身高165 cm，体重53 kg，已婚。大学本科毕业，退休。因反复睡眠差10年，加重2个月来就诊。来访者10年前、4年前、2个月前因家人生病出现睡眠差、白天精神差、心情差、头昏沉、身体疲乏，担心失眠及身体健康。到医院就诊，考虑诊断为失眠障碍，予阿普唑仑、右佐匹克隆、氯硝西泮等治疗，疗效欠佳。间断服用，就诊时已经1个月未服用药物。母亲有失眠病史。母亲和来访者均敏感、容易焦虑。与来访者沟通，给予失眠认知行为治疗，包括睡眠卫生健康教育、睡眠限制、刺激控制、松弛疗法、认知治疗等。

第1次访谈

> **主要内容**：①建立良好的治疗关系；②评估与诊断；③失眠的"3P"因素分析和讨论；④个案概念化；⑤提出可供选择的治疗方案，沟通达成一致的治疗方案；⑥介绍认知行为治疗的主要理念；⑦家庭作业。

治疗师：您好，我是您本次治疗的治疗师，我们今天主要是对您的情况进行一个全面的评估，这关乎您后续的治疗，希望您能告诉我您的真实情况。

来访者：我睡觉不好有10年了。10年前我丈夫生病的时候第一次出现睡眠不好。睡不着觉，睡眠也浅，而且很容易醒。白天精神特别差，到医院开了阿普唑仑。

治疗师：每天晚上服药吗？

来访者：没有。我不敢吃，实在睡不着时偶尔吃一片。后来还间断服用右佐匹克隆、氯硝西泮。但我感觉效果都不好，就停药了。4年前疫情我家人感染症状很严重，导致我很焦虑。晚上根本没法睡觉，大脑一直很活跃，紧张、心烦，到医院开了右佐匹克隆，睡眠稍微改善一些，但是又怕药吃多了不好。2个月前我的小孙女生病，我失眠更重了，几小时都睡不着。睡眠浅，一点点声音都能听到。晚上醒很多次，小便次数多。白天很困，也很烦，感觉记忆力下降了。

治疗师：平时晚上的睡眠是怎么样的？

来访者：一般21:00上床睡觉，翻来覆去，要几个小时才能睡着，睡眠浅，容易醒，醒后就很难再睡了，早上3:00和5:00点左右醒，醒后1小时左右迷迷糊糊再次入睡，但睡眠浅，周围动静都知道。6:00点左右醒，醒后就无法再睡着。醒后反复看时钟。

治疗师：早上几点起床？

来访者：早上8:00起床。

治疗师：白天睡觉吗？

来访者：上午10:00左右感到疲惫，在床上躺大约半小时，但睡不着。中午饭后13:00–15:00会躺床上，玩手机，感觉自己也没有睡着。晚上20:00点左右有睡意，在沙发上打瞌睡半小时左右。

治疗师：白天运动吗？

来访者：早餐后出门散步，在自家院子里走一会儿，坐一会儿，大约2小时。晚饭后在自家院子里走一会儿，坐一会儿，大约1小时。

治疗师：每次失眠加重有原因吗？

来访者：家里人生病就担心，躺在床上就会不由自主地想事情。

治疗师：您的性格怎么样？

来访者：容易担心、焦虑，如孩子生病、老伴生病。以前孩子考试也会担心。我母亲也是这个性格，操心，也失眠。可能有遗传。

治疗师：这种睡眠会影响自己的心情吗？

来访者：哎，肯定影响心情。我每天都烦躁，担心，尤其是晚上，就担心自己睡不好。晚上睡不好，我就白天补觉，但白天还是睡不着。记性也差，好多事情都记不住了。

治疗师： 现在的事情记不住？还是过去的事情记不住？

来访者： 主要是现在的事情记不住。很奇怪，过去的事情还记得住。特别是和老伴下乡那些事情，记得很清楚。想起来都很伤感，好多老朋友都不在了。

治疗师： 上午躺床上是什么原因呢？

来访者： 因为我晚上没有睡好，会伤身体。

治疗师： 您为什么中午躺床上几小时呢？

来访者： 因为白天没事情做，而且老觉得累。

治疗师： 晚上 20:00 左右要睡觉吗？

来访者： 因为想睡觉了。很奇怪，我一躺床上就没有睡意了。长期这样下去，身体肯定要生病的。我现在一想到上床睡觉就害怕，担心睡不着。

治疗师： 您打鼾吗？

来访者： 不打鼾。

治疗师： 好的，我们一起总结一下您的情况：睡眠差 10 年，最近加重 2 个月。间断服用镇静催眠药。每次症状都与家人生病有关系。平时生活有规律。晚上 21:00 左右上床，但几小时都无法入睡。睡眠浅，容易醒。醒后 1 小时左右很难再入睡，醒后反复看时钟。早上 6:00 左右醒，8:00 起床。白天疲乏，多次躺床上，但睡不着。有时小睡。晚上 20:00 左右有睡意，打瞌睡半小时。白天活动较少。有时感到烦躁，没有明显的担心或心情差。母亲容易焦虑，有失眠病史。性格敏感，容易焦虑，对睡眠环境要求高。无烟酒茶嗜好。

来访者： 是的。

治疗师： 好的，接下来您需要做一些测试，让我们更好地了解您的睡眠和情绪问题。

来访者： 好的。

治疗师： 您的检查结果，失眠严重程度指数量表（ISI）10 分，提示重度失眠，睡眠障碍信念和态度量表（DBAS）45 分，提示不合理信念比较明显，来访者健康问卷（PHQ-9）6 分，提示轻度抑郁，第 9 条为 0 分。广泛性焦虑量表（GAD-7）7分，提示轻度焦虑。

治疗师： 接下来我们一起讨论您失眠的心理因素，好吗？

来访者： 好的。

治疗师： 通过您的讲述，我已基本掌握您的情况，现在我们一起来分析您失眠的原因。在分析之前，首先介绍失眠的成因，简称失眠的"3P"因素，第一个"P"是易感因素，是指容易引起失眠的高危因素，即导致易患失眠的先天因素。主要包括：焦虑或忧虑倾向、完美主义、神经质和敏感、情绪压抑等任何特质，或者家庭成员有类似的特征。另外，性别也是一个很重要的易感因素。女性比男性失眠障碍发病率高。第二个"P"是诱发因素，是导致失眠发生的生活事件。当具有易感因素的人遇到一些生活事件，如生病、工作压力、感情问题、家庭矛盾、搬新家、退休、更年期等，会更容易出现失眠症状。第三个"P"是维持因素，是使失眠长期维持下去的因素。通常来说，当诱发因素过去后，担心、紧张、不愉快等情绪也逐渐变淡，失眠也会跟着消失。但为什么有些人会形成持续性失眠呢？这是由于第三个"P"持续因素造成的，这些因素包括：不良的睡眠卫生习惯、行为模式，对失眠的不正确观念，焦虑或抑郁的心情等。我们分析一下您失眠的因素有哪些。您有哪些易感因素呢？母亲失眠、女性、容易焦虑、敏感？

来访者： 对。我还追求完美，总想把事情做得尽善尽美。

治疗师： 家人生病是您最重要的诱发因素。

来访者： 我最担心家人生病。现在年龄大了，就更担心了，我只希望我的家人们平平安安，健健康康的。

治疗师： 您还有一些维持因素，如白天睡太多、白天活动不足、白天躺着时间太久、早上赖床、睡眠时间不规律、缺乏规律的光照、躺在床上玩手机、过度担心睡眠、半夜看时钟、太"用力"入睡等。这些因素导致您长期失眠。我们接下来要做的工作，主要是解决这些维持因素，所以需要您做一些改变才行。与年轻人相比，老年人的改变可能更困难、更辛苦一些。

来访者： 好的，我实在是太难受了，我一定配合。

治疗师：我们一起努力。根据您的情况和相关检查，我考虑您主要是失眠，有轻度焦虑和抑郁情绪。

来访者：怎么治疗呢？

治疗师：方法包括药物治疗、失眠认知行为治疗、药物治疗联合失眠认知行为治疗等。

来访者：我不想吃药。

治疗师：可以采用失眠认知行为治疗。失眠认知行为治疗（CBT-I）是目前公认的最有效治疗失眠的一种心理治疗方法。CBT-I 主要集中在改变导致失眠的睡眠习惯和生活方式，主要策略包括：睡眠限制法、刺激控制法、放松训练、认知干预等。研究表明，CBT-I 对于治疗长期失眠症具有非常显著的疗效；与药物治疗相比，CBT-I 具有更持久的效果，并且副作用较少，因此它被认为是慢性失眠的首选治疗方式。一个疗程 6~8 次，每周 1 次。您愿意接受CBT-I 吗？

来访者：我愿意。

治疗师：好的。接下来需要做家庭作业：记录睡眠日记。主要记录上床时间、入睡时长、起床时间、夜间醒来的次数、夜间醒来的总时长等数据。

来访者：好的。

治疗师：遇到任何问题可以记录下来。今天的访谈到这里结束，下周见！请带上家庭作业。

注意事项

（1）建立良好的治疗关系，这是进行咨询和治疗的基础。

（2）老年人已经形成了一套自己的世界观和行为模式，首次访谈时对他们的认知和行为问题不批评和评价，而应尊重他们的经验和观点，逐步引导他们认识和理解自己的问题。同时给予鼓励和支持。

（3）老年人在理解CBT-I 时，可能会受到自身认知能力和记忆力的限制。因此，在解释 CBT-I 流程时，应使用简单易懂的语言，避免使用过于专业或复杂的术语。同时，可以通过重复讲解、示范和练习等方式，帮助老年人更好地理解和记忆 CBT-I 的各个步骤。

（4）掌握 CBT-I 的适应证和禁忌证，尤其是老年来访者。CBT-I 相对禁忌证包括双相情感障碍、癫痫、夜班、痴呆等。

第 2 次访谈

主要内容：①分析睡眠日记，解答睡眠日记的相关问题，计算睡眠效率；②向来访者介绍关于睡眠调控生理机制；③睡眠卫生健康教育；④讲解睡眠限制；⑤布置家庭作业。

治疗师：您好！今天是我们的第 2 次访谈，上周情况怎么样？

来访者：嗯，不太好。您说晚上不能看时间，我就担心记录的时间不准确，忍不住就要看钟，反而让我睡得更不好了。为什么填写睡眠日记？

治疗师：这个问题非常好。大部分人填写睡眠日记时都有这些困惑。睡眠日记有许多好处。第一，通过睡眠日记，可以对自己的睡眠有一个全面的了解、分析，从而可以减轻自己对失眠的担心、焦虑和恐惧。第二，可以帮助我们养成良好的睡眠卫生习惯。第三，一部分来访者通过睡眠日记可以发现自己担心焦虑的失眠其实并不存在或没有自己想象的那么严重，从而使其对失眠的焦虑和担心自行缓解。第四，通过睡眠日记，计算出睡眠效率，是睡眠处方的重要基础。第五，睡眠日记是医生诊断和治疗效果的重要参考。第六，每天记录睡眠日记本身就是一个行之有效的行为治疗的方法。

来访者：原来睡眠日记这么重要。好的。我一定坚持记录。另外，填写睡眠日记时不能看时间，我总担心记录不准确。记录不准确怎么办？

治疗师： 失眠本身就是一种主观感受。即使记录不准确，填写睡眠日记仍然有用。正如刚才我们谈论的，睡眠日记的主要目的是帮助您了解自己的睡眠模式，识别可能导致睡眠问题的易感因素、诱发因素、维持因素，尤其是慢性失眠的维持因素，并追踪改善睡眠的努力是否有效。不需要您的记录百分之百准确，它也能提供一个大致的趋势和线索，让我们更准确地了解您真实的睡眠状况及睡眠行为。当然，有一些方法可以提高您记录的准确性，如尽量在每天同一时间上床和起床，起床后的 30 分钟内记录，可以使用闹钟来提醒自己，记录前尽量放松身心，避免因为过于关注时间而产生焦虑。因此，最重要的是，不要因为担心记录不准确而放弃填写睡眠日记。持续的记录和观察，哪怕有些不准确，也能帮助您逐渐发现自己的睡眠规律，为改善睡眠质量提供有价值的参考。

来访者： 好的，医生。您解释得太清楚了。我一定好好记睡眠日记。

治疗师： 通过对您的睡眠日记和量表的评估，您做得很棒！接下来，我们一步步学习科学睡眠的方法并持之以恒，严格执行。上周我们学习了失眠的心理学机制，今天主要学习睡眠调节的生理学机制和睡眠限制的方法等。

来访者： 好的。我这几天也在学习我做的记录。根据失眠的"3P"因素，对自己的情况进行了分析。发现我白天躺床上的行为肯定影响晚上的睡眠，但我不知道该怎么做。

治疗师： 这正是我们今天要讨论的问题。睡眠调节的生理机制包括清醒系统、内稳态系统和昼夜节律系统。其实"睡"与"醒"之间就好比跷跷板，跷跷板的一头是"恒定系统"，跷跷板的另一头是"清醒系统"，而平衡跷跷板的中间支点是生理时钟。只要跷跷板两头规律起伏及中间支点稳定，睡眠就能保持良好节律，从中我们就会收获舒适和愉悦。如果三者失去平衡，就会出现睡眠问题。如果您白天睡得多、活动少，就会让"腺苷"合成减少，从而导致入睡困难。

来访者： 看来，我的跷跷板歪斜了。我晚上 20:00 小睡、早上小睡以及中午躺床上 2 小时左右，都影响到我晚上的睡眠。

治疗师：是的，很好，您已明白了睡眠调节的生理机制，接下来我们就要讨论睡眠限制。睡眠限制就是通过减少您躺在床上的非睡眠时间来增加您对睡眠的渴望，增加睡眠驱动力，从而提高睡眠效率，改善睡眠。从您上周记录的睡眠日记来看，您的睡眠时长其实远远小于卧床时长。我们一起来分析您上一周的睡眠情况，平均睡眠时长大约 5.5 小时，但是您卧床时长有 11 小时，睡眠效率只有 50% 左右。正常的睡眠效率应该是 85～90%。另外，您白天卧床时长还有 3 小时左右。

来访者：我的睡眠这么差呀！

治疗师：别着急，接下来我们一起制定适合您的睡眠处方，会对您白天和晚上的睡眠时间进行限制。可能治疗初期您不太习惯，甚至可能失眠加重，这些都是正常的反应，不用太紧张。我们会根据您的情况进行调整。

来访者：好的。

治疗师：您躺在床上清醒的时间太长了。需要缩短您躺床上的时间。另外，您白天活动太少、光照时间少。首先您需要固定早上起床时间。按照您上周的记录，您早上 6:30 左右醒后无法再入睡，建议您 6:30 起床。可以吗？

来访者：不行，我做不到。我 8 点起床。

治疗师：如果您 8:00 起床，早上有 90 分钟在清醒卧床，会影响您的睡眠效率和睡眠感受。6:40 起床可以吗？

来访者：好的，我试一下。

治疗师：您晚上 20:00 左右有在沙发上打瞌睡半小时左右的习惯。这个小睡会影响晚上的睡眠。这个时间可以不睡吗？如果想睡，可以站起来走一走，或者和人聊天说话。

来访者：好的。按照科学睡眠方法，白天清醒的时间越长，晚上的睡眠驱动力就越强，就更容易入睡。

治疗师：对。您太棒啦！您中午躺床上时间太长了，可以不超过半小时吗？

来访者：可以。我准备下午和保姆玩麻将，打发时间。

治疗师：还要出去走一走，晒晒太阳。光照对您也非常重要。接下来我们要讨论一个很重要的话题，就是您晚上上床的时间。

来访者：我 21:00 点上床，几小时都睡不着。

治疗师：我们建议您有睡意才上床。您可以在晚上做一些帮助您有睡意的事情，如洗澡、放松训练等。按照您上周的平均睡眠时长 6 小时，如果您 22:00 上床，6:40 起床，睡眠效率只有 71%。太低了。晚上 23:00 上床可以吗？

来访者：这么晚上床啊？不行不行，我年龄大了，熬不到那个时候。可以 10 点上床吗？

治疗师：好的，但是您的年龄偏大，可以慢一点，不可能像年轻人一样太严格限制。从今天开始，您的行为习惯就要发生改变，刚开始您可能不太适应，症状不一定改善得那么快，甚至可能出现症状加重的情况。您要做好思想准备。另外，您还需要注意，卧室不能太黑暗，卧室的光线、温度、湿度适宜。保姆说您很节俭，总是吃冰箱里面放置时间长的剩菜剩饭，建议食用新鲜的食材，特别是色氨酸丰富的食材，如新鲜的香蕉、牛奶、小米、核桃、葵花子、大枣、百合、桂圆等，以及蔬菜、全麦食品、富含维生素 B 类的低脂蛋白（鱼类、家禽、肉、蛋、奶制品）等。增加活动量，上午、下午、晚饭后适当运动，如散步等。把闹钟放到床下或其他看不到它的地方，不要看时间。

来访者：好的。

治疗师：我们一起总结一下今天讨论的主要内容：今天我们学习了睡眠生理调控机制，了解到睡眠内稳态系统、昼夜节律系统和清醒系统参与了睡眠的产生、维持和调节。讨论了睡眠限制，确定晚上 22:00 左右上床，次日 6:40 起床。中午睡觉控制在 30 分钟左右。白天上午、下午、晚上参加户外活动，下午打麻将。吃新鲜的食材。

来访者：是的。医生，我都记录了。

治疗师：好的。接下来需要继续记录睡眠日记。遇到任何问题都可以记录下来。今天的访谈到这里结束，下周见！请带上家庭作业。

注意事项

（1）老年人睡眠限制要逐步开展，卧床时长设定要适合来访者自身需求，然后坚持下去。老年人卧床时长不应低于 5 小时。

（2）睡眠限制在短时间内可能导致症状加重，要提前告诉来访者，做好心理准备，正确应对。

（3）反复强调睡眠日记的重要性，鼓励来访者坚持记录。

（4）睡眠卫生健康教育应贯穿在每一次访谈中。

第 3 次访谈

主要内容：①依从性评估；②讨论睡眠日记：按照睡眠效率给予睡眠处方；③介绍刺激控制；④相关情况的问卷评估：来访者症状波动，进行相关问卷评估；⑤布置家庭作业等。

治疗师：您好！首先我们来回顾一下这一周的情况。上周有什么问题吗？

来访者：按照我们上周讨论的睡眠处方，执行起来还是很困难，如：6:40 起床，冬天这么冷，起床后又没有事情做，还有中午躺床上不超过半小时，我感觉手机还没有刷完一个视频就要起床了。而且，我感觉按照这个方案，晚上也没有睡好，白天又不能不瞌睡，精神更差了，感到心烦，更担心身体了。

治疗师：治疗前 2 周病情波动，甚至加重，是非常正常的现象。首先，CBT-I 需要您改变原有的睡眠习惯、思维方式和行为，这需要一定的适应期。在这个过程中，一部分来访者会感到身体不适或产生焦虑情绪。其次，睡眠限制疗法，是通过减少卧床时长来提高睡眠效率。在初期，因为减少了卧床时长可能会导致您感到更加疲惫和困倦，甚至可能出现短期内的失眠加重。然而，随着治疗的深入，您的睡眠质量和效率通常会逐渐改善。所以，重在坚持。您现在感到白天疲倦，坚持白天不卧床，把睡眠留到晚上。另外，6:40 起床后可以主动找点事情做，如给家人做早餐，或到院子外面活动活动，都是可以的。还有，床上不玩手机。

来访者： 明白了。医生。我一定坚持下去。

治疗师： 我们慢慢来。我们一起看您的睡眠日记，请计算一下您的睡眠效率。还记得睡眠效率的公式吗？

来访者： 我自己已经算出来了。我上周睡眠效率67%。正常的睡眠效率应该是85%～90%。还是很差。

治疗师： 有进步，上上周睡眠效率是50%。我们慢慢来。您已经有很大进步了。您看，您早上起床后没有小睡了，上午和保姆出去买菜了，中午躺床上1小时，比以前减少了1小时，晚上8点没有打瞌睡了，在外面跳广场舞啦！很棒！

来访者： 谢谢夸奖。我接下来怎么办？

治疗师： 接下来我们还有秘籍帮助您睡觉。您现在晚上醒2～3次，醒后1小时左右很难再入睡，还有，您躺床上玩手机，同时您晚上上床后1小时都没有睡着，这些都需要改进。

来访者： 怎么改进？

治疗师： 今天我们学习新方法，叫刺激控制。主要讨论您什么时候去睡觉？在床上时允许或禁止哪些活动？早上什么时候起床？白天的午睡怎么安排？晚上醒后怎么办等。其实我们之前也提到了一部分，如在床上不要玩手机、看电视等。

来访者： 为什么在床上不能玩手机、看电视呢？

治疗师： 因为玩手机和看电视是与睡眠无关的行为。如果您上床玩手机、看电视，就会形成床不等于睡觉的条件反射，会导致或加重失眠。所以，需要进行刺激控制疗法。即通过行为训练，使卧室的床和睡个好觉建立起稳定的联系，形成床等于睡觉的条件反射。我给您举一个例子，给狗食物，狗可以本能地分泌唾液消化食物，这叫无条件刺激，是天生的，不需要训练。给狗听铃声，狗是不会分泌唾液的，但是如果铃声同时给狗食物作为刺激，狗就会分泌唾液。经过一段时间的训练，只给铃声的刺激狗同样会分泌唾液，这时候只给予铃声刺激狗分泌唾液的现象就是条件刺激。所以，刺激控制的目的，是让您看到床就想到睡觉。另外，手机、电视屏幕发出的蓝光会抑制褪黑素的分泌，会影响昼夜节律系统，这部分知识我们上周已经学习了。

来访者： 看来，我的睡眠行为的确有问题。我这周的睡眠处方怎么调整呢？

治疗师： 早上固定起床时间很重要。6:40 起床。

来访者： 好的。

治疗师： 按照上周的睡眠效率，您要延后 15～20 分钟，有睡意才上床睡觉。如果上床后仍无睡意，可起床做些轻松活动，等再有睡意时上床。

来访者： 我试一下 22:20 上床睡觉，次日 6:40 起床。

治疗师： 好的。接下来需要做家庭作业：坚持记录睡眠日记。

来访者： 好的。我会按照我们讨论的睡眠处方做的。

治疗师： 好的。您已经做得非常好啦！遇到任何问题都可以记录下来。今天的访谈到这里结束，下周见！请带上家庭作业。

注意事项

（1）来访者愿意面对和承受自己的症状、愿意改变，治疗师对来访者的支持和鼓励很重要。充分肯定来访者的进步，提高依从性，减少脱落。

（2）睡眠处方需要和来访者共同讨论，达成一致。

（3）老年人晚上醒来后的刺激控制要非常小心，将来访者的安全放在第一位。如老年人在起床活动时保持动作缓慢，避免突然起身导致头晕或跌倒等。

（4）老年人运动时间和强度要适度。

（5）讲清楚刺激控制的理论和具体方法，分享建立睡眠＝床的联结的方法，并强调其重要性。

第 4 次访谈

主要内容：①讨论睡眠日记，更新睡眠处方；②认知重建，鼓励来访者探索合理的信念；③布置家庭作业。

治疗师：您好！上周情况如何？家庭作业完成了吗？

来访者：我都努力按照睡眠处方做了，但还是有一些问题不明白。这周身体很难受，酸软、疲倦，白天想睡。您上周也给我解释了原因，我的确很难受。但我还是坚持白天没有睡。

治疗师：您做得非常好。这只是一个过渡时期。随着睡眠效率的提高，身体就不会这么难受了，睡眠也会改善。如果您太难受了，可以增加一点药物治疗。

来访者：不用了，我还能坚持。我相信会有效的。而且我感觉到，晚上醒的时间缩短了。

治疗师：太好了。是的。我们减少您卧床时长，就是为了您晚上睡得更好。另外，您已经感觉到白天困倦，只要再坚持白天不睡，晚上肯定就会睡好的。

来访者：我相信。我老伴说我没有像以前那样晚上翻来覆去睡不着。但是我全身难受。白天想睡，又不敢睡。

治疗师：这是治疗已经开始起作用了的表现，不用担心。我们一起分析您上周的睡眠日记。您的睡眠效率82%。太棒啦！继续坚持，加油！今晚开始晚上22:40上床睡觉，次日6:40起床，可以吗？

来访者：但我还是担心身体健康，担心没有睡够8小时。

治疗师：是的，老年人担忧身体健康，我也特别理解。老年人怕睡眠时间不够、怕生病，就乱吃补品，盲目购买各种保健品，这是不对的。其实每个人的睡眠需求是不同的，取决于多种因素，如年龄、健康状况、生活方式以及个人的生理节律等。一般来说，随着年龄的增加，睡眠时长逐渐减少。成年人每晚建议睡眠7~9小时，老年人6~8小时，但这也只是一个大致的范围，也不可能每天都睡 8 小时。重要的是，要关注自己的睡眠质量和睡眠需求。如果您醒来后感觉精神焕发、精力充沛，那么您的睡眠可能就是充足的。相反，如果您经常感到疲倦、注意力不集中或情绪波动，说明可能有睡眠问题。因此，每天必须睡 8 小时这个观点是不对的。

来访者：好的，原来这个观点是错误的。我要去纠正我老伴，他也这么认为的。但我还是觉得晚上睡不好，第二天就会头昏、全身酸软，身体肯定会得病。

治疗师：您这个观点也是不对的。把诸多身体不适都归咎于失眠有些以偏概全。失眠引起的问题真有那么严重的后果吗？过度担心失眠往往会激活您的情绪和清醒系统，使失眠加重，心情不愉快，这些又会强化您不良信念和认知，就会陷入了恶性循环中。因此，您这些观点反而会导致您失眠加重。

来访者：您说得对。我也发现，我越怕失眠越失眠。我总是担心失眠，尤其是怕天黑，每时每刻都在关注自己的睡眠。

治疗师：担心失眠的确是个问题。我们上次讨论了清醒系统，焦虑、压力可以激活清醒系统，导致失眠。您需要放松地自然入睡，有睡意才上床。不要过分关注睡眠，不要因为一晚没睡好就产生挫败感，学会耐受失眠。

来访者：失眠严重影响到我一家人的生活，家里人都关心我，每天都问我睡得好不好，我感觉我是家里的负担。

治疗师：我也感受到您的家人特别关心您。我理解您的感受。您已经做得非常好了，一些年轻人都做不到，每天上床就玩手机、玩游戏。您在这么短的时间内，就已经在床上不玩手机了，白天也不赖床了。非常棒！让我们一起努力。

来访者：好的。一起加油！

治疗师：我们也要对您的睡眠处方做一些调整。您这一周的睡眠效率已经80%。进步很大了。尤其是晚上清醒的时间明显的缩短了。入睡困难也减轻了。按照睡眠效率，您上床的时间调整到 22:40，早上坚持 6:40 起床。可以吗？

来访者：好的。我会按照我们讨论的睡眠处方做的。

治疗师：好的。接下来需要做家庭作业：记录睡眠日记。下周见！请带上家庭作业。

注意事项

（1）充分肯定来访者的进步，尤其在来访者的症状因为治疗波动或加重时。

（2）给予来访者信心和坚持的动力，提高依从性，减少脱落。

（3）让来访者认识到自己的认知对行为的影响。引导出来访者不合理的认知，并重塑合理信念。

（4）若来访者比治疗师年长，认知重建时要特别注意，避免来访者感觉到被批评或评价。

（5）治疗师要保持积极的心态和耐心，相信来访者可以改变。

第5次访谈

主要内容：①分析睡眠日记，更新睡眠处方；②放松训练：针对该来访者，主要学习腹式呼吸训练；③家庭作业。

治疗师：您好！上周情况如何？家庭作业完成了吗？

来访者：医生，谢谢您，我好一些了。家庭作业完成了。

治疗师：太好了，祝贺您！我们来讨论一下您上周的睡眠日记。您的睡眠效率85%。

来访者：我的身体也不难受了，精神好多了。这几天早上6:40起床，在院子里走几圈，喂喂鱼。然后吃早饭，吃完饭后去买菜，还和邻居聊天啦！

治疗师：太好了。就是要多出去活动，多和人聊天。我看到您的睡眠日记，睡眠潜伏期（入睡时长）还是超过了30分钟。您继续执行上周的睡眠处方，可以吗？有困难吗？

来访者：可以的。比以前困难小多了。但是我躺在床上，大脑就很活跃，东想西想，入睡还是困难。

治疗师： 其实之前学习的方法都可以改善这个问题，特别是放松训练。今天我们再学习一个"武功秘籍"，放松训练。我示范给您看，您也跟着一起做：采取仰卧或舒适的坐姿，请把一只手放在肚子肚脐处，放松全身，先自然呼吸，然后慢慢用鼻吸气，向外扩张肚子，使肚子鼓起，胸部保持不动，慢慢的数数，1，2，3……（千万不要憋气）慢慢用口呼气，慢慢的数数，1，2，3……

来访者： 我感到很憋气。

治疗师： 普通呼吸即可，只是速度慢一些，吸气和呼气都要慢。千万不能憋气。每天坚持做 2 次，早晚各 1 次，每次 5～10 分钟。

来访者： 我肯定会照做的，谢谢！

治疗师： 不客气，您做得很好！保持这个节奏，坚持就是胜利！因为您的年龄偏大，您的睡眠效率 85%，我们暂时不调整睡眠处方，继续按照上周的执行。下周见。请带来家庭作业。

注意事项

（1）腹式呼吸要深长而缓慢，用鼻吸气，用口呼气。一呼一吸的时间因人而异，逐渐延长。但不能憋气。每次 5～10 分钟。

（2）鼓励来访者继续执行睡眠处方，巩固疗效。

（3）放松训练方法很多，如腹式呼吸、渐进行肌肉放松训练、冥想、瑜伽、正念等，可与来访者沟通，采用他自己喜欢的方式。

第 6 次访谈

主要内容： ①复习 CBT-I 模块内容，强化来访者自我掌控；②分析全部治疗过程的睡眠日记和睡眠处方，继续坚持记录自己的睡眠；③疗效评估，肯定治疗结果。

治疗师： 您好！上周情况如何？家庭作业完成了吗？

来访者: 医生，我好多了。家庭作业也保质保量地完成了。

治疗师: 太好了。我们一起讨论您上周的睡眠日记。情况好多了。晚上 22:40 上床，大约 23:00 睡着。晚上醒一两次，醒后很快再入睡。早上 6:40 起床。您的睡眠时长平均达到了 6 小时 50 分钟，睡眠效率也提高到 85%。您治疗开始前睡眠效率只有 50% 左右。治疗效果非常好，恭喜您! 感谢您的坚持! 我们来复查一下相关的量表。

来访者: 谢谢医生! 我自己也感觉睡得好多了，入睡更快了，晚上醒的次数也减少了，早上起来精神多了，心情也好多了。

治疗师: 睡眠量表显示您现在已经是轻度失眠，没有明显抑郁和焦虑的情绪。您的治疗进展是非常好的，您已经达到了我们治疗目标的关键部分。

来访者: 太好了。很感谢您的帮助。感谢您的耐心倾听和鼓励。

治疗师: 接下来还要继续坚持。睡眠处方不变，按照您的睡眠效率 85%，还是维持 22:40 上床，6:40 起床。

来访者: 完全可以。

治疗师: 好的。继续遵守我们的睡眠处方。慢性失眠最重要的是改变您的行为模式和认知模式，所以一定要坚持现在的睡眠处方。如果睡眠效率 85%~90% 之间，您的睡眠处方不用调整。如果睡眠效率 < 85%，请晚上推迟 15 分钟左右上床，如果睡眠效率 > 90%，请晚上提前 15 分钟左右上床。后续如果没有特殊您就 3 个月后、半年后、1 年后到睡眠门诊复诊。若有特殊情况，可与我联系。

来访者: 好的，我一定按照睡眠处方做。如果有问题，我也试着自己调整您。再次感谢您。

治疗师: 我们今天的访谈就到这里。祝您身心健康，生活愉快!

注意事项

（1）继续遵守睡眠处方。

（2）对 6 次治疗进行总结。让来访者看到自己努力的结果和治疗前后

> 的明显变化。
>
> （3）对 CBT-I 的内容进行总结，让来访者学会自己调节睡眠。
>
> （4）告诉来访者可以和治疗师保持联系，治疗师是来访者坚强的后盾。

案例经验总结

1. 案例总结

来访者经过 1 个疗程 6 次治疗，达到满意的疗效。睡眠效率从 50% 提高到 85%，从重度失眠到轻度失眠，从轻度焦虑、抑郁情绪到无焦虑、抑郁情绪。来访者对自己的睡眠满意，运动增加，社交活动增加。

2. 经验总结

（1）老年失眠来访者首选非药物治疗，尤其建议 CBT-I（Ⅰ级推荐）。但要排除禁忌证。

（2）良好的治疗关系，是治疗疗效的重要基石。

（3）耐心讲解 CBT-I 中各个模块的基本原理和方法，对治疗关系和疗效非常重要。

（4）积极关注、尊重、肯定、支持和鼓励来访者。

（5）睡眠处方需要和来访者充分沟通，达成一致。

（6）积极给予来访者信心和坚持的动力。

（7）老年人的睡眠限制和刺激控制，一定要个体化定制。

蒙昶阳　李　静

四川省人民医院

案例九：青少年失眠障碍

案例概况

来访者（小A），女，公立学校初一学生，因"入睡困难、上课困倦3个月余"首次就诊。来访者约3个月前开始出现入睡困难，每周3~5晚，偶有早醒，起初睡眠质量尚可，对日间学习和生活无明显影响，后逐渐加重，每晚入睡需1小时以上，每周有3~4天早上5:00-6:00醒来，出现日间精力减退、上课容易困倦、注意力不集中。来访者升入初中后与同学相处欠佳，在学校没有好朋友，感觉孤独。妈妈性格急躁，会因为写作业、看手机等问题训斥她，因而来访者容易和妈妈发生冲突，感觉学习有压力，担心成绩下降。曾自行调整但无好转，来访者因此困扰要求家长陪伴来院就诊，诊断为失眠障碍。考虑来访者为未成年人，无推荐使用的药物治疗，且"3P"因素明显，故共进行了6次失眠认知行为治疗（CBT-I），采用了评估失眠整体情况、探讨"3P"因素、睡眠日记、睡眠卫生健康教育、睡眠限制、刺激控制、认知重建、放松训练、情绪调节、睡眠处方等方法。

第1次访谈

> **主要内容**：①收集来访者基本信息，评估失眠表现、严重程度及对日间功能影响；②评估易感因素、诱发因素及维持因素；③教授填写睡眠日记，开睡眠处方。

治疗师：小A您好，今天过来是有什么困扰吗？

来访者：就是一直睡不好觉，躺在床上睡不着。

治疗师：好的，您通常晚上几点钟上床关灯准备睡觉？什么时候能睡着呢？会夜醒或早醒吗？

来访者：一般 22:30 熄灯躺下开始睡觉，睡着估计在 23:30－00:00，有时候会醒一次，但很快又继续睡着了，有时候会 5:00－6:00 醒来，醒了以后就睡不着了。

治疗师：嗯，这样入睡大概要一个多小时，一般早上几点起床？

来访者：上学每天 6:50 起床，周末 8:00 左右起床。

治疗师：这种睡眠情况持续多久了？一周出现几次？白天会困倦、疲惫、精力不够吗？

来访者：持续 3 个多月了，每周至少有 4～5 晚吧，周末也是如此，每周也会有 3～4 天早醒，白天有时候上课会打瞌睡。

治疗师：白天或傍晚会小睡一会吗？

来访者：傍晚放学回到家有时候会睡半小时，实在太困了，但感觉也没睡着。

治疗师：您之前有进行过治疗或者自己做过调整吗？失眠问题对您的困扰明显吗？

来访者：今天第一次来治疗，之前我尝试过早点睡，还是睡不着，越睡不着越烦躁。这会让我上课犯困，注意力很难集中，担心学习跟不上。有点烦躁，心情不好，容易发脾气。

治疗师：您感觉一天 24 小时中，是白天更清醒还是晚上更清醒？如果不用上学让您随意选择睡觉和起床时间，您更倾向于何时开始睡觉呢？您实际睡着的时间和您的大部分同学相比，有没有比他们推迟 2 小时？

来访者：晚上睡得好的话，我白天脑子比较清醒；睡不好的时候，好像都不怎么清醒。如果自己安排睡觉，我希望晚上 11 点前能睡着吧。跟同学相比，我比他们晚 1 小时左右。

治疗师：好的，家庭里面爸爸妈妈的睡眠怎么样？他们有没有失眠的情况？

来访者：有时候也听妈妈说她睡得不好、睡不着、睡眠比较浅，但是她也没有去医院看过。

治疗师：好的，我们做几个量表评估一下您的睡眠和情绪怎么样。

来访者： 好的。

治疗师： 从量表评估结果来看，您有中度失眠，情绪有些偏低，您的学习受到了影响，您有些担心。让我们一起来想办法，看看如何调整。一般对于学生来说，有些常见的诱发因素，比如家庭关系、同学关系、师生关系、学习压力、搬家等，您觉得这其中有哪些因素影响您的睡眠，让您不开心呢？还有没有其他情况？

来访者： 可能与我妈妈还有学校的事情有关。我妈妈总是逼着我写作业和进行额外的练习，还不让玩手机、打游戏，有时候还会骂我，其实我的作业都完成了。因此，现在回到家里就心烦。在学校里跟同学相处的也不太好，没有很好的朋友，只是能说说话、借橡皮的关系，好像跟她们没什么共同话题，比较孤独。初一的学习内容有些比较难，有些不太懂，虽然有点烦但还好。

治疗师： 好的，听起来家庭教育方式和同学关系都让您感到困扰，这些都可能是影响您睡眠的因素。关于和妈妈的相处问题，看来你们的矛盾主要是聚焦在手机的使用上。如果妈妈民主一些，能与您达成了君子协议，允许您每天玩半小时，同时您写作业的时候把手机放到另外一个房间里，这样免得妈妈不放心，总是过来打扰您，您觉得怎么样？

来访者： 如果妈妈同意，我觉得我可以。

治疗师： 您小学的时候和同学相处的怎么样？有朋友吗？

来访者： 有两三个，和她们相处了很久，关系比较好。

治疗师： 嗯，您说和她们相处了很久，慢慢变成好朋友了，但现在是初一上学期进入新的班级，同学相处时间还比较短，我们很少从一认识就能成为朋友，如果时间长点、了解的多点，可能会发生什么呢？

来访者： 嗯，我可能是有点心急了，我又是有点被动的那种人，希望别人来找我玩。

治疗师： 您分析得很有道理，或许您心态上放慢一点节奏，行动上再主动一点，更容易交到有共同兴趣爱好的好朋友。

来访者： 嗯，好的。

治疗师： 好的，白天的情绪状态对晚上的睡眠会有影响，家庭和同学这两个看起来是影响您情绪的主要因素，我们讨论好先这样做，看后续怎么样。您晚上躺在床上睡不着的时候，会想什么吗？

来访者： 想睡又睡不着，翻来覆去比较烦躁，还担心第二天。

治疗师： 好的，是有些睡眠焦虑，平时您的性格是怎么样的？容易担心一些事情吗？

来访者： 是的，我比较敏感，我有时候有点讨厌自己的性格，但也是最近才开始慢慢调整。

治疗师： 嗯，每个人的性格都不一样，而每种性格都有优点和缺点，扬长避短，适当调整即可，比如看问题更积极、乐观些，睡前避免思虑过多，这对睡眠改善有帮助。今天有个睡眠调整的建议给您，具体原因下次给您详细解释，我们先这么做可以吗？

来访者： 好的，您说。

治疗师： 接下来这一周您的起床时间不变，但是熄灯开始睡觉的时间需要调整一下。现在您平均每天实际睡眠时长大概在 6.5～7 小时，有入睡困难和早醒，有时候傍晚会小睡。我建议接下来一周把开始睡觉的时间推迟 30 分钟，改为 23:00 熄灯睡觉，如果躺在床上半小时还睡不着可以起床，做点让自己放松的事情，但避免使用电子产品，不然会刺激大脑觉醒，加重入睡困难。另外，建议避免傍晚小睡，不然夜间更难入睡，也更容易早醒。

来访者： 好的。

治疗师： 回到家以后，今晚开始记录睡眠日记，记录准备睡觉的时间、睡着时间、醒来时间和起床时间。睡着的时间，第二天早上估计一下即可。睡眠日记可以自己记录，也可让妈妈帮忙记录。

来访者： 嗯，知道了。

治疗师： 小 A 妈妈，我看您听得很仔细，我们下周先把孩子的睡眠时间调整一下。另外，孩子还担心学习和玩手机的情况，接下来我们和孩子一起商量一个合理的学习加娱乐方案。

注意事项

（1）评估青少年来访者的睡眠情况，明确失眠的诊断和功能损害，特别注意青少年失眠与睡眠－觉醒时相延迟障碍相鉴别。

（2）了解青少年来访者失眠的影响因素，特别关注家庭教养方式、学业压力、人际关系和屏幕过度使用或网瘾的问题。本案例中易感因素有家族史、来访者性格敏感细腻、青春期睡眠节律延迟；诱发因素有亲子关系、新的班级环境、同学关系、学习压力；维持因素有：睡眠焦虑和不良应对策略（包括提前上床、日间小睡）。与青少年来访者讨论失眠的"3P"因素，并且针对这些因素引导调整。

（3）探讨来访者尝试过的自助方法及其效果，注意动机激发和尊重青少年的能动性。

（4）用青少年和家长理解的语言指导并填写睡眠日记。

（5）为了及时帮助青少年来访者调整睡眠、缓解青少年来访者和家长焦虑以及建立良好的咨访关系，可在第一次治疗中给予睡眠处方。

第2次访谈

主要内容：①回顾上次治疗后影响睡眠的因素发展情况；②评估来访者情绪及依从性；③教授睡眠限制，并解释原理和重要性；④睡眠卫生健康教育。

治疗师：上周回去调整以后，睡眠情况怎么样？

来访者：睡得晚点，但入睡好像快点了，还是有两三个晚上得50分钟左右才能睡着。

治疗师： 嗯，睡眠日记记录得非常清楚，上周您平均上床时间 23:00，周一到周五早上 6:50 起床，周末早上 8:00 起床，平均卧床时长 490 分钟，平均睡眠时长 410 分钟，平均睡眠潜伏期 45 分钟，早醒 2 次，周末有赖床现象，目前睡眠效率为 83.6%，显示您整体上入睡稍微快了些，并且早醒减轻了。您做得非常好，我们继续一起来讨论接下来怎么调整。上次关于写作业和玩手机的问题，和妈妈一起调整的怎么样？

来访者： 她同意每天可以给我玩手机半小时，但是写作业她还是不放心，经常唠叨，担心我偷玩手机。

治疗师： 嗯，能理解，如果手机放在旁边，我也会时不时看一下，不知不觉时间就溜走了。您很厉害，一下就发现了核心问题。看来手机确实不能放在旁边，或者您玩完手机，先放到其他房间？

来访者： 好的，我试试看。

治疗师： 您发现了问题，还愿意积极解决，这很了不起。和同学的关系呢？

来访者： 还是感觉融入不进去，但是我觉得可以慢慢来。

治疗师： 很好，您能够接受目前的情况，有个好心态再尝试主动交流，我们一起看看后续的发展。影响您睡眠的主要因素减轻了，这非常好，继续坚持。关于睡眠，我们目前的设置是先把熄灯开始睡觉的时间向后推迟，我想您可能有疑问，是吗？

来访者： 是的，为什么没睡好还要睡得更晚，没来看门诊之前我自己是尝试提前睡，希望睡得更多点。

治疗师： 很多人都会这么认为，不过您仔细想一下，虽然您之前上床熄灯睡觉早一些，但入睡花了一个多小时，有时候还会早醒，并没有增加实际睡眠时间，睡眠效率偏低，并且可能会因为睡不着担心，然后加重入睡困难。我们做这样的调整，是为了帮助您入睡更快一些，减少早醒，提高睡眠效率。如果能在半小时内入睡，睡眠效率达到 85%，下周就可以把上床时间提前 15 分钟，逐渐延长您实际的睡眠时间并且找到适合您的就寝时间。

来访者： 好的，我理解了。

治疗师： 现在天气冷了，在保持睡眠环境安静的同时，还要保持卧室温度适中，过热或过冷都会影响睡眠。睡前洗个热水澡、喝一杯热牛奶也有助于放松。

来访者： 好的。

治疗师： 尽量避免摄入咖啡因、浓茶、尼古丁，特别是下午和晚上。

来访者： 有时候会喝奶茶，我尽量不喝或者早上喝。

治疗师： 您每天白天运动吗？有没有机会晒晒太阳？

来访者： 一周有两次体育课会，去打打羽毛球，其他时间比较难晒到太阳，课间有机会也是趴在课桌上休息一会儿。

治疗师： 建议白天或傍晚能安排30分钟左右的运动，会对夜间睡眠有帮助。白天课间可以去晒晒太阳，这样白天褪黑素分泌得少，晚上就分泌得多，有助于我们的睡眠。

来访者： 好的，我可以晚饭后走一走，白天课间或午饭后到走廊或操场上晒会太阳。

治疗师： 上床睡觉前30分钟建立一个良好的习惯，比如说22:30开始洗漱、喝杯温牛奶、泡泡脚、看看纸质的闲书等，每晚遵循同样的顺序，然后23:00上床睡觉。本周还是23:00上床睡觉，早上起床时间为周一到周五6:50，周末不超过8:00，建议睡醒以后尽快起床。同样，还是要注意睡觉前半小时尽量不去看电子屏幕，因为电子屏幕发出的蓝光会影响睡眠。

来访者： 好的。

注意事项

（1）根据睡眠日记数据计算睡眠效率=（睡眠时长/卧床时长）×100%，注意：睡眠时长=卧床时长-睡眠潜伏期-夜醒时长-早醒时长。本案例中来访者无夜醒情况。

（2）评估依从性及"3P"因素调整情况。

（3）向来访者解释睡眠限制如何帮助改善睡眠，具体如何进行睡眠限制，帮助建立更好的依从性和医患关系。

（4）进行睡眠卫生健康教育，激发青少年来访者的主动性和能动性，培养健康的睡眠习惯。

（5）进一步与青少年来访者沟通，去病化，认可并鼓励积极行为。

第3次访谈

> **主要内容：**①回顾此前治疗情况，评估情绪、睡眠、依从性及影响因素，让来访者感受到治疗师对其的关注；②教授刺激控制，解释其原理；③总结上周情况，调整睡眠处方。

治疗师：小 A 您好，这一周的情况怎么样？

来访者：这周还不错，没有早醒，睡得快了，上课也不像之前那么困了，但是我觉得睡眠时间还不够。

治疗师：上周您平均卧床时长 493 分钟，平均睡眠时长 432 分钟，平均睡眠潜伏期 45 分钟，早醒 2 次，目前睡眠效率为 87.6%，比前面改善了很多。很开心听到您感觉睡眠有好转了。情绪怎么样？有没有发生什么特别的事情？

来访者：一般般吧，没有很不开心的时候，和妈妈没有发生过冲突，和班里同学相处我稍微主动点了，而且我还会和以前的朋友联系，聊聊天，计划后面周末约她们出去玩。

治疗师：非常好，现在晚上睡着平均需要多久？如果睡不着还会着急担心吗？

来访者：平均 35 分钟，还是有 2 次早醒，有时候还是会忍不住有点烦，担心第二天的状态，担心第二天很疲惫、困倦、没有精力学习。

治疗师：嗯，大部分能在半小时睡着就说明入睡困难的问题缓解了。偶尔担心也能理解，我们再进行一些调整。最近傍晚还会小睡吗？

来访者：很少了，偶尔一次。

治疗师：好的，在睡眠调整到满意之前，尽量避免白天小睡。我们大脑里有一种物质叫腺苷。白天清醒时，腺苷会在大脑里累积起来，增加睡眠驱动力，这样晚上会有个更好的睡眠。

来访者：好的，这么说我理解了。

治疗师：另外需要注意的是，不要在床上做与睡觉无关的事情，比如看书、看手机和电视等，减少床上清醒的活动。只有在睡觉的时候才躺床上，这个很重要。这样坚持下去才会把睡眠和床一对一的联结建立起来，会更容易入睡。如果我们看书、看手机和电视都躺在床上，把床和睡觉以外的很多事件建立了联系，会导致条件性觉醒，导致晚上睡觉时心烦意乱而难以入睡。

来访者：好的，这么说我理解了。

治疗师：如果躺下感觉有 30 分钟还没有睡着，就可以坐起来或起床到客厅坐一下，做点让自己放松的事情，过一会有睡意再去睡。无论前一天晚上何时睡着，第二天早上要尽量按照预定时间起床，醒来以后尽早起床、不赖床。

治疗师：上周睡眠效率已经超过 85%，我们下一个阶段可适当提前一会上床睡觉，每 3 天提前 15 分钟，今晚开始 22:45 上床睡觉，3 天后提前至 22:30，这样逐渐增加睡眠时间，起床时间还是像以前一样。

来访者：好的。

注意事项

（1）继续调整睡眠处方，在入睡困难和早醒改善的前提下，适当增加睡眠的机会，可按照 15 分钟逐渐提前，找到最适合的就寝时间。

（2）教授刺激控制时，尽量用孩子能听懂的语言解释，未成年人对脑科学感兴趣、解释睡眠科学可帮助提高来访者依从性和信心。

第 4 次访谈

> **主要内容：**①依从性、情绪睡眠评估；②讨论对睡眠的错误认知、认知重建；③再次探讨"3P"因素。

来访者： 医生您好，我这周挺好的，睡得更舒服了，也不怎么担心了。

治疗师： 很好，这是您努力调整的结果，也得感谢妈妈愿意一起调整，这周都能在半小时内睡着吗？

来访者： 有一两次 40 分钟，平均 27 分钟。

治疗师： 好的，您晚上睡不着的时候脑子里会想些什么吗？

来访者： 是的，经常会想起白天不开心的事情，感觉有点控制不住，想起来就有些烦躁。

治疗师： 确实，当我们遇到烦心的事情时，就忍不住去想，这是个自然的过程，但是建议换个其他时间专门去思考如何解决这些事情，比如晚饭前或者白天的时间，而不是在临睡前。

来访者： 为什么呢？晚上会容易想到，我习惯晚睡思考。

治疗师： 晚上安静确实很容易回忆和思考一些事情，但是这么做会影响睡眠，尤其是睡前思考这些事情会调动您的情绪，让头脑变得兴奋，或者让您不开心，越想越难入睡。

来访者： 嗯，感觉是这样，我可以试试看在白天想这些事。

治疗师： 现在晚上睡不着的时候，还会担心、着急吗？

来访者： 会翻来覆去，有点烦躁，担心影响第二天听课。

治疗师： 您的担心有一定道理，但如果我们反复纠结睡不着，又过于担心对第二天的影响，就会更难入睡了。您失眠至今已经有 3 个多月了，多一晚好像也没有什么大不了，并没有糟糕至极。如果您能这样想，会不会感觉放松一点？可能会睡得更好。

来访者： 嗯，这么想确实没那么大压力，但一直躺着睡不着，就容易担心。

治疗师： 您觉得影响您白天状态的因素有哪些呢？其中睡眠的作用占多大比例呢？

来访者： 睡眠至少占一半，其他可能主要是情绪太紧张了，太焦虑了。

治疗师： 好的，可见睡眠并不是影响白天状态的唯一因素，可能还有一半是因为其他因素，比如白天遇到的事情、我们自己性格或者其他。

来访者： 好像是的，好像睡不好也没那么严重，不过我想睡得时间再长一点，感觉小学的时候我睡得好，能睡很久。

治疗师： 好的，您现在平均卧床时长493分钟，平均睡眠时长454分钟，平均睡眠潜伏期27分钟，睡眠效率已经提高到92%，就像我们之前讨论的那样，接下来3天可以提前15分钟就寝，如果在30分钟内入睡，3天后再提前15分钟。每个年龄段的睡眠需求是不一样的，青少年一般睡8～9小时，能保持第二天的良好状态就可以。睡眠时长不是越多越好，一是要适量，二是要规律，另外睡眠的质量和效率还要高，这样我们才会有满意的睡眠。而且我们随着成长，睡眠需求是缩短的，小学可能需要睡9～10小时，但是中学一般推荐睡8～9小时。

来访者： 好的。

治疗师： 最近还有什么其他可能影响您睡眠的因素吗？

来访者： 可能快期末考试了，有点压力，担心考不好。

治疗师： 很多同学都会在考试前有些焦虑情绪，这是比较自然的反应，您尝试过哪些办法缓解吗？

来访者： 我就是晚上会多分一点时间来复习一下，多准备一点吧。

治疗师： 非常好，充足的准备能缓解我们的焦虑。另外，避免给自己安排的太过于紧张，还是要有一些娱乐和放松的时间，预留半小时做睡前活动，我们之前学习的放松训练还可以继续。

来访者： 好的，我知道了。

治疗师： 有点担心是正常的，适当的焦虑会促使我们行动起来做一些有助于学习和考试的事情，是有帮助的。避免把焦虑当做敌人，如果太在意了，反而更容易焦虑。

> **注意事项**
>
> （1）继续进行睡眠卫生健康教育，鼓励青少年保持积极的就寝程序。
>
> （2）和青少年来访者讨论一些对睡眠的不合理信念以及如何调整，减轻睡眠焦虑。本案例中青少年来访者对失眠有扩大化、灾难化思维，对睡眠时长要求较高。
>
> （3）青少年的睡眠和情绪容易波动，尤其容易受到外界因素的影响，可多次讨论当下是否有新的影响因素。

第 5 次访谈

> 主要内容：①评估睡眠、情绪状态；②教授放松训练、情绪调节；③调整睡眠处方。

治疗师：过去一周您的睡眠怎么样？

来访者：上周我上学时间 22:30 开始睡的，平均下来半小时能睡着，周末会稍微晚睡一会儿，白天精神状态总体还可以，偶尔觉得有点累。

治疗师：达到您最满意的睡眠和精神状态了吗？

来访者：还没有吧，我希望每天都很有精神、很开心，晚上倒头就睡，一觉到天亮，可能考试结束，放假了会更好一些。

治疗师：我也希望如此，但可能要求太高了。我们睡眠往往会有些波动，最重要的是保持作息规律和良好的睡眠习惯。后续放假了，还是要注意保持固定就寝时间和起床时间，早上醒来以后尽快起床，一般不晚于 8:00 起床。我们调整了几周，现在睡眠有了改善，希望后续您能继续保持，睡得越来越好。

来访者：好的，不过我想睡得时间再长一点。

治疗师：嗯，您现在睡眠效率已经高达94%，入睡在30分钟内，基本没有早醒了，就像我们之前讨论的那样，可以继续提前15分钟就寝，逐渐拉长实际睡眠时长，达到一个您满意的日间状态。

来访者：好的，我知道了。

治疗师：嗯，睡眠比之前已经改善了许多，生活中会经常有外界因素或者压力影响我们的情绪，进而影响睡眠，比如您上周说的考试焦虑等，我们可以学习一些帮助放松的小技巧，比如深呼吸、渐进性肌肉放松以及正念冥想。

来访者：深呼吸我学过，肌肉放松怎么做？

治疗师：按顺序从头皮开始到肩膀、双手、腹部、下肢、脚，先让肌肉紧张，然后慢慢放松，比如握紧拳头然后慢慢放开，反复几次；一个部位做完了，再继续下一个部位。

来访者：好的，我下次尝试一下。

治疗师：关于冥想，网络上有很多冥想指导语，可以下载到音乐播放器中，每天一边听一边跟着做5~10分钟。除此之外，还可以尝试瑜伽、伸展运动、听轻音乐等。或者，您有什么兴趣爱好可以让您感觉到放松的事情吗？

来访者：我觉得画画、听音乐让我感觉很放松，有时候运动也能让我缓解一下压力。

治疗师：有喜欢的、能够让自己投入并感觉到放松的事情非常好。我们白天和周末可以给自己预留一些时间来做这些事情。这周可以继续提前15分钟关灯睡觉。

注意事项

（1）根据来访者的睡眠日记，继续调整睡眠处方。

（2）教授放松训练方法，并鼓励青少年进行现场和回家后练习放松训练，强化取得的进步。

第 6 次访谈

> 　　**主要内容：**①总结失眠治疗情况；②强化睡眠改善的效果，预防复发。

　　来访者：医生好，我这周末的晚上玩得晚点，所以睡得晚点，总体感觉睡得挺好的，白天感觉也挺好的，不会再上课打瞌睡了，精力也好了，不过睡眠时长还可以再长一点。

　　治疗师：现在您平均睡眠时长达到 506 分钟，平均睡眠潜伏期 20 分钟，平均卧床时长 533 分钟，睡眠效率达到 95%，都是在正常范围内，这是您坚持调整换来的效果，很为您高兴。如果您想再睡多一会儿，可以熄灯时间可再提前 15 分钟看看，根据白天状态您自己决定。我们的睡眠需求满足了就好，而不是睡眠时间越长越好，找到一个平衡点。

　　来访者：好的，我还有点担心现在睡好了，可后面万一遇到一些状况，失眠又复发了。

　　治疗师：嗯，是有这种可能性，但您已经掌握了应对和调整的办法了，并且效果非常好，接下来还要继续保持，这样可降低复发的可能性，而且即使复发了也可以用学到的方法进行调整。要特别注意保持作息规律，养成良好的睡眠习惯，同时积极解决生活和学习中的问题，保持良好的心态和情绪。

　　来访者：嗯，这样我放心多了，我会继续保持。

　　治疗师：我对您有信心，感觉您不但睡眠变好了，个性上好像也发生了一些变化，不像原来那么敏感了，和同学相处交往也更放得开、更自然了。您做得很棒！要相信自己，坚持下去睡眠和情绪都会很好，会交到志趣相投的好朋友。祝您有个愉快的校园生活。

注意事项

（1）继续调整睡眠处方。

（2）认可和鼓励来访者，减少对睡眠的担忧，强化对良好睡眠的信心。

案例经验总结

（1）对于治疗师来说，对青少年进行 CBT-I 需要耐心和细致的观察，尊重青少年的自主性，引导并鼓励他们积极参与治疗，及时认可来访者的努力和进步，给予正强化。

（2）教育来访者关注睡眠卫生的重要性，教授睡眠相关生理知识，睡眠限制、刺激控制、认知重建和放松训练是治疗的关键部分，治疗师需要根据来访者的具体情况灵活运用这些技巧。

（3）同来访者讨论"3P"因素，讨论如何解决相关问题调节情绪非常重要，对于青少年来访者，常见的诱发因素有家庭关系（包括父母的夫妻关系、亲子关系等）、社交（同伴关系）、学业压力、师生关系以及自我评价等。

（4）对于不良的亲子关系，做好家长的疾病教育和科普工作，让家长配合一起调整对青少年来访者的症状改善至关重要，需要关注青少年存在的困难及如何与家长一起帮助孩子。

（5）对于同一个诱发因素，有时需要经过 2 次甚至多次讨论，来访者才会有好转。相对于成年人，青少年显得脆弱、更容易受外界影响，需要多次探讨是否有最新的影响因素。

田杨林　王广海

上海交通大学医学院附属上海儿童医学中心